W0253403

DER FEINERE BAU DER BLUTCAPILLAREN

VON

K. W. ZIMMERMANN
A. O. PROFESSOR DER ANATOMIE AN DER UNIVERSITÄT BERN

MIT 192 ABBILDUNGEN AUF 23 TAFELN

J. F. BERGMANN UND JULIUS SPRINGER
MÜNCHEN BERLIN
1923

ISBN-13:978-3-642-90598-8 e-ISBN-13:978-3-642-92456-9
DOI: 10.1007/978-3-642-92456-9

SOFTCOVER REPRINT OF THE HARDCOVER 1ST EDITION 1923

SONDERDRUCK AUS DER
ZEITSCHRIFT FÜR DIE GESAMTE ANATOMIE, ABTEILUNG I, BAND 68

Inhaltsverzeichnis.

Die folgenden Mitteilungen bilden das Ergebnis langjähriger, allerdings vielfach unterbrochener Untersuchungen, welche mit meiner im Jahre 1886 erschienenen Arbeit begonnen haben.

Ich werde zunächst meine Erfahrungen über das Endothel, im Anschluß daran über die „Sternzellen“ der Leber, dann über die glatte Muskulatur kleinerer Gefäße, besonders ihre Vertreter an den Capillaren, mitteilen. Ferner lasse ich eine unter meiner Leitung ausgeführte Arbeit von *A. Gurwitsch* folgen. Sie bildet eine Ergänzung meiner Angaben über den Ersatz der glatten Muskulatur an den Capillaren.

I. Die Endothelzellen.

Daß die Endothelzellen der Blutgefäße verschiedener Gebiete morphologische Unterschiede zeigen können, ist wohl bekannt. Ich erinnere nur an die venösen Capillaren der Milz[1]). Zur Orientierung über diese Frage empfehle ich die Arbeit von *S. Mayer* (1899). Ich selbst möchte im folgenden noch einige weitere Beiträge zu diesem Kapitel der Gefäßhistologie geben.

1. Die Form der Endothelzellen in den Capillaren der Froschlunge.

Es könnte ziemlich überflüssig erscheinen, über die Form der Endothelzellen in den Capillaren der Froschlunge noch etwas sagen zu wollen, da man ja längst mit Hilfe des Argentum nitricum ihre Konturen scharf und bestimmt dargestellt hat und in allen Kursen solche Präparate jahraus jahrein von den Studierenden untersuchen läßt. Das Objekt findet sich auch oft genug in Lehrbüchern abgebildet. Und trotzdem scheint allen Untersuchern etwas entgangen zu sein, und zwar ein Verhalten, welches recht auffällig ist und physiologisch nicht ohne Bedeutung sein dürfte.

Als ich an mit $AgNO_3$-Lösung injizierten Präparaten zu Demonstrationszwecken solche Stellen aufsuchte, die prall gespannte Capillaren zeigten, so daß die einander gegenüberliegenden Wände möglichst weiten Abstand von einander hatten, und bei scharfer Einstellung auf die obere Wand das Bild der Silberlinien in keiner Weise durch dasjenige der unteren Wand und umgekehrt gestört wurde, fiel mir auf, daß die Maschen des Silbernetzes auf beiden Seiten der Capillaren, d. h. auf der respiratorischen und der der Leibeshöhle zugekehrten, sehr verschiedene Größe zeigten.

Zuerst glaubte ich, auf der weitmaschigen Seite habe das Silbernitrat schlecht eingewirkt, so daß das Netzbild unvollständig sei. Als ich aber zahlreiche kräftiger imprägnierte und mit Alauncochenille nachgefärbte Präparate untersuchte, fand ich an nicht kollabierten Capillaren überall die gleichen Verhältnisse und dazu noch in den großen Maschen resp. Endothelzellen wie in den kleinen je einen Kern. Ich habe seither zahlreiche Froschlungen daraufhin untersucht und ausnahmslos an allen und an jeder Stelle derselben die gleichen Verhältnisse gefunden, und zwar in der Weise, daß die großen Endothelzellen immer auf der respiratorischen, also Epithelseite, die kleinen auf der entgegengesetzten, also Leibeshöhlenseite lagen. Auf den beigefügten Abbildungen 1a und b lassen sich

[1]) Meine Anschauungen hierüber finden sich in der unter meiner Leitung ausgeführten Arbeit von Frau *Mangubi* (1909).

diese Verhältnisse gut erkennen. Beide sind, wie man an den Capillarmaschen erkennen kann, von derselben Stelle abgezeichnet, und zwar a) bei Einstellung auf die der Leibeshöhle zugekehrten, b) bei Einstellung auf die respiratorische Seite. Der Vergleich ergibt einen bedeutenden Größenunterschied: auf 14 Kerne resp. Zellen der respiratorischen Seite kommen 52 der anderen. Die respiratorischen Zellen sind also durchschnittlich fast viermal so groß als die anderen.

Im einzelnen ist noch folgendes zu bemerken: Die Konturen der respiratorischen Endothelzellen verlaufen mehr geschlängelt als diejenigen der anderen und sind überhaupt etwas komplizierter gestaltet. Dies beruht zum Teil darauf, daß, falls eine Endothelzelle sich über mehrere Capillarmaschen erstreckt, diese nicht eine einfache Durchbohrung der Zelle bedingen, sondern daß die Endothelzelle die Maschen je mit zwei lappigen Fortsätzen umgreift, wobei die beiden Lappen, wenn sie sich berühren, stets eine Silberlinie zwischen sich aufweisen und nie miteinander zu verschmelzen scheinen; wenigstens habe ich davon nie etwas bemerkt.

Wie die Abbildungen lehren, liegen die Grenzen zwischen den respiratorischen und den anderen Endothelzellen meist genau in den Konturen der Capillarmaschen. Findet ein Übergreifen statt, so geht dies mehr von den respiratorischen Zellen aus, doch greifen sie dabei nicht weit auf die Leibeshöhlenseite der Capillaren über.

Die eben geschilderten Zustände finden sich sowohl in der peripheren Wand der Lungensäcke, als auch in den netzartig verbundenen, nach innen vorspringenden Blättern. In letzteren gibt es bekanntlich zwei Capillarnetze, jederseits eines. Ein jedes hat eine respiratorische und eine dem Epithel abgekehrte, der entsprechenden des Nachbarnetzes zugekehrte Seite.

Was ich bisher für die eigentlichen Capillaren angegeben habe, gilt auch für die Endothelien der Arterienenden und Venenanfänge, soweit dieselben in das Capillarnetz selbst eintreten und an einer Seite mit dem Epithel in unmittelbare Berührung treten, was auf verhältnismäßig größere Strecke hin geschehen kann. Abb. 2a und b zeigt den Übergang einer Arterie in das Capillarnetz. Bei a kann man den Charakter des Arterienendothels (schmale lange Zellen) weithin verfolgen; es handelt sich um die vom Epithel abgekehrte Seite. In b, welches, wie an den Capillarmaschen erkennbar ist, genau die gleiche Stelle darstellt, ist die dem Epithel zugekehrte resp. von ihm überzogene, also respiratorische Seite wiedergegeben; man erkennt die großen respiratorischen Endothelzellen wie bei Abb. 1b.

Abb. 3a und b stellt in gleicher Weise einen Venenanfang dar. In a (dem Epithel abgekehrte Seite) sind die Zellen weit kürzer als bei der Arterie; bei b zeigt sich der respiratorische Charakter, d. h. die Zellen sind viel größer als auf der anderen Seite. Die Vene funktioniert also hier ganz wie eine Capillare. In dem oberen, freien, nicht mehr in der Ebene des Capillarnetzes steckenden Venenstück ist der Endothelcharakter allseits vollständig gleich, da ja hier kein Gasaustausch mehr stattfindet. Die Zellen sind also alle klein.

In physiologischer Beziehung scheint mir der beschriebene Befund von besonderer Bedeutung zu sein. Soviel ist jedenfalls klar, daß auf der respiratorischen Seite viel weniger Intercellularspalten vorhanden sind als auf der anderen, dessen

Gegenteil man doch erwarten sollte, wenn der Gasaustausch interzellulär vor sich gehen würde. Unser Befund allein spricht also sehr dafür, daß der Gasaustausch durch die Endothelzellen selbst, nicht aber durch die Intercellularspalten stattfindet. Damit ist natürlich die Rolle, welche die Endothelzellen selbst beim Gasaustausch spielen, in keiner Weise aufgeklärt.

Neuerdings habe ich ähnliche Verhältnisse an einer präcapillaren Arterie der Lungenoberfläche bei der Katze beobachtet (s. Abb. 4a und b). a (respiratorische Seite) zeigt erheblich kompliziertere Zellkonturen als b (pleurale Seite). Größenunterschiede im gleichen Sinne wie beim Frosch sind ebenfalls zu bemerken, wenn auch nicht in gleichem Maße wie dort. Daß in den Capillaren der Scheidewände der Alveolen auf allen Seiten die Verhältnisse gleich sein müssen, geht daraus hervor, daß hier nur ein Capillarnetz mit zwei respiratorischen Seiten vorhanden ist.

2. Die Endothelzellen der venösen Capillaren in den Lymphdrüsen des Menschen.

Im Jahre 1881 hat *M. J. Renaut* mitgeteilt, daß in den Gefäßen des fibrösen Gewebes, z. B. des Coriums oder des interfaszikulären Gewebes eines Nervs wie des Ischiadicus oder des Medianus, das Endothel nur abgeplattet sei, wenn die Gefäße voll Blut seien. In leeren Gefäßen, bei verbluteten Tieren oder an dem lebenden Menschen excidierten Stücken (Haut oder Praeputium des Menschen) erscheinen die Endothelzellen „rangées tout autour de la lumière du vaisseau comme celles d'un cul-de-sac d'une glande à mucus autour de ce dernier. Ce sont des cellules hautes, claires, transparentes et homogènes exactement comme du verre, rectilignes sur leur face adhérente à la paroi et sur leurs cotés, offrant à leur sommet un feston convexe et saillant en dedans". Das Lumen sei sternförmig wie in einem Acinus der Gland. submaxillaris. In den Capillaren seien die Zellen weniger hoch, aber hell und besitzen die Form eines plankonvexen Meniscus, dessen Wölbung gegen das Lumen, dessen plane Seite gegen die Peripherie gerichtet ist. Der Kern ist nicht abgeplattet, sondern rund. Diese hohe Form der Endothelzellen soll sich in allen drei Gefäßarten kleinsten Kalibers finden, aber nur in entleerten kontrahierten. Bei der Ausdehnung platten sie sich ab. Er gibt sechs Abbildungen. In einer Vorhautarterie des Menschen sind die Zellen fast dreimal so hoch als breit gezeichnet bei minimalem Lumen. Seine Abbildung eines Venenquerschnittes des Praeputiums sieht ganz wie der von *Thomé* gezeichnete Querschnitt aus einer Lymphdrüse von Macacus cynomolgus aus. Unmittelbar um die Capillaren zeichnet *Renaut* „son manteau de cellules fixes".

Neu gibt *R. Thomé* (1898) an, daß in dem lymphoiden Gewebe der Lymphdrüsen von Macacus cynomolgus die kleinsten Blutgefäße ein außergewöhnlich hohes, fast zylindrisches Endothel besitzen, dessen dem Lumen zugekehrte Fläche leicht gewölbt ist. „Man wäre auf den ersten Anblick eher geneigt, an einen Drüsenausführungsgang als an ein Blutgefäß zu denken. Selbst in den feinsten Capillaren bildet das Endothel noch eine geschlossene Lage und erreicht oft die Höhe des Durchmessers eines roten Blutkörperchens. Die in der Marksubstanz gelegenen größeren Blutgefäße dagegen zeigen ein wenn auch sehr deutliches, so doch keineswegs besonders hohes Endothel." Der Übergang zwischen den beiden Arten sei ziemlich schroff. Er glaubt, daß man es hier mit einer ganz besonders hohen Form des Blutgefäßendothels zu tun habe. In seiner Abb. 2 bildet er ein solches Gefäß im Querschnitt ab, von dem er aber nicht angibt, welcher Art dasselbe sei. Es erinnert ganz an die von uns abgebildeten kleinsten Venen.

S. von Schumacher (1889) bestätigt die Angaben *Thomés* über das Endothel der Lymphdrüsengefäße, und zwar für Macacus cynomolgus und rhesus, für Mensch (28jähriger Hingerichteter) und Schwein. Niemals sah er das Verhalten in Arterien und größeren Venen, sondern nur in kleineren und kleinsten Venen. Uns interessiert besonders der Befund beim Menschen, der guillotiniert, also ausgeblutet war. Er spricht da von „auffallend vorspringenden Endothelien", die nur auf die Blutleere der Gefäße zurückgeführt werden könnten, wenn nicht in mehreren Venen (Macacus) trotz guter Füllung mit Injektionsmasse (Karmingelatine) das hohe Epithel bestehen geblieben wäre. Zum Teil waren jedoch bei dem gleichen Affen bei praller Gefäßfüllung die Endothelien abgeplattet und hatten das gewöhnliche Aussehen. Er konnte nun bei den kleineren und kleinsten Venen außerordentlich häufig das Durchwandern von Leukocyten durch die Gefäßwand beobachten, am reichlichsten in einer mesenterialen Lymphdrüse vom Rhesusaffen, aber auch bei Mensch, Katze, Hund, Kaninchen, Mustela ereminius, Arctomys marmota und Arvicola. Er ist der Ansicht, daß die Wanderung hauptsächlich ins Gefäß hineingehe. Er vermutet, daß auch rote Blutkörperchen den gleichen Weg gehen könnten, zumal er in der injizierten Lymphdrüse die Injektionsmasse häufig zwischen die Endothelzellen und das Bindegewebe der betreffenden Vene hat dringen sehen, ein Verhalten, das er auch abbildet. Er hält es für wahrscheinlich, daß es sich um Stellen handle, wo früher Leukocyten durchgedrungen waren. Die Lumina der abgebildeten Venen sind übrigens so weit, daß die Höhe der Endothelzellen wohl nicht auf Blutleere und auf das Kollabieren der Gefäße zurückzuführen ist.

Ich selbst habe nun ganz ähnliche Verhältnisse in den Lymphfollikeln einer Zungenbalgdrüse bei einem 19jährigen enthaupteten, also ausgebluteten, Manne gefunden (s. Abb. 5 und 6). In der nächsten Umgebung der Keimzentren sah ich mehr oder weniger reichliche Kanälchen, die erheblich plumper zu sein pflegten als gewöhnliche Blutcapillaren und wegen ihrem Gehalt an roten Blutkörperchen zu den Blutgefäßen zu rechnen waren. Ohne die Erythrocyten hätte man sie leicht als Drüsenkanälchen ansprechen können, indem die Epithelzellen teilweise höher als breit erschienen. Sie konnten so schmal sein, daß zwischen benachbarten Kernen oft nur ein minimaler Zwischenraum bestand, in welchem jedoch die Zellgrenzen als einfache, feine, auf der Gefäßperipherie senkrecht stehende Linien meist noch deutlich erkennbar waren. Abb. 5 zeigt, daß im gleichen Gefäß die Formverhältnisse der Zellen variieren können, indem etwas höheren Zellen gegenüber auch andere sich finden, die breiter als hoch sind.

Abb. 6 (Flächenbild) zeigt die geringen queren Dimensionen der Zellen, so daß man das Epithel oder richtiger Endothel als niedrig prismatisch bezeichnen kann. Wenn auch die Zellen recht schmal sind, so zeigt doch die Abb. 5, daß das Protoplasma ziemlich reichlich entwickelt ist, indem an einer Stelle zwischen Kern und Basis sich eine Protoplasmamasse von $^1/_3$ Kernhöhe befindet. Auch zwischen Kern und freier, meist stark gewölbter oder gar kegelförmiger freier

Oberfläche kann eine reichliche Protoplasmaschicht liegen. Solche Zapfen habe ich nur ausnahmsweise gesehen. An Sekretion kann man wohl dabei nicht denken, da keinerlei sonstige Anzeigen einer solchen zu finden waren. Es scheint das Protoplasma an der freien Oberfläche als dem Locus minoris resistentiae durch vermehrten Seitendruck emporgepreßt zu sein.

Besonders erwähnenswerte Protoplasmastruktur habe ich an den Eisenhämatoxylinpräparaten nicht wahrnehmen können. So scheint auch eine besondere „Plaque endothelial“ (*Ranvier*) nicht ausgebildet zu sein. Schlußleisten habe ich an dieser Endothelform nicht beobachtet.

Die Kerne sind verhältnismäßig groß, gehören jedenfalls zu den größten in der betreffenden Gegend. Sie werden nur übertroffen durch diejenigen der großen sezernierenden Zellen in den Keimzentren. Da die Zellen höchstens doppelt so breit sind als hoch, wird man auch bei den Kernen keine weitergehende Abplattung erwarten dürfen. Bei den schmalen hohen Zellen sind auch die Kerne entsprechend höher als breit, ein Verhalten, welches ich sonst nirgends an Gefäßendothelien beobachtete.

Das kegelförmige Kernkörperchen ist verhältnismäßig groß und stets einfach vorhanden. Das Kerngerüst ist meist deutlich zum Kernkörperchen zentriert. Das Chromatin ist feinkörnig und ziemlich spärlich.

Über das Diplosoma wird in einem besonderen Kapitel gesprochen werden.

Daß die Zellen seitlich trotz ausgedehnter Berührungsflächen nur lose miteinander verbunden sind, geht nicht nur aus dem Fehlen der Kittfäden, sondern auch aus der häufig gemachten Beobachtung durchwandernder Leukocyten hervor. So zeigt Abb. 5 vier Lymphocyten in verschiedenen Phasen der Durchwanderung. Bei a hat sich ein solcher zwischen die bindegewebige Grundlage der Gefäßwand und das Endothel gepreßt. Bei b geht einer energischer vor; er steckt noch teilweise außerhalb der Gefäßwand, hat aber schon die Endothelzellen soweit auseinander gedrängt, daß er schon vom Gefäßinhalt bespült wird. Bei c und d haben welche schon weitere Fortschritte gemacht. Ich muß hier bemerken, daß in der Abbildung Zelle für Zelle an ihren richtigen Platz gezeichnet wurde; es handelt sich also nicht um eine Zusammenstellung von Befunden, die an verschiedenen Punkten beobachtet wurden. Auch Abb. 6 zeigt die Durchwanderung und zwar an zwei Stellen paarweise. Bei dieser Darstellung nehme ich mit *v. Schumacher* als wahrscheinlich an, daß die Wanderung von außen nach innen stattfindet, da dies ja den allgemeinen lokalen Verhältnissen am besten entspricht. Es ist natürlich nicht absolut ausgeschlossen, daß auch Rückwanderungen stattfinden können; doch dürfte dies, wenn die Lymphocyten einmal vollständig eingedrungen sind, deshalb unter normalen Verhältnissen ausgeschlossen sein, weil sie dann sofort vom Blutstrom erfaßt und weiter transportiert werden, sich also kaum wieder festsetzen können, was doch der Rückwanderung vorausgehen müßte.

Aus dem leichten Extravasieren von Injektionsmassen in den Keimzentren und zwar besonders in deren Mitte, wie es schon von *Toldt* (1888) angegeben wurde und ich es beim Rhesusaffen (Dünndarmfollikel) regelmäßig beobachtet habe, bei dem, von der Milz abgesehen, sonst an keiner Stelle des gesamten Körpers Extravasate eingetreten waren, darf man schließen, daß auch dort die Endothelzellen nur lose zusammenhalten oder gar, wie in der Milz, wirkliche, gitterartige Durchbrechungen vorhanden sind. In den Keimzentren der Zungenbälge des Menschen habe ich jedoch bis jetzt nichts dergleichen beobachtet.

Ich möchte nun noch auch meinerseits die Frage aufwerfen, ob die hohe Zellform des Endothels im Sinne *Renauts* auf Blutleere der Gefäße zurückzuführen sei, woran man wohl denken könnte, da es sich um einen Enthaupteten handelt. Dagegen spricht zunächst der Umstand, daß in den untersuchten Präparaten, die aus der Zunge stammten und in der Tunica propria der Schleimhaut Drüsen und Muskulatur enthielten, das hohe Endothel sich ausschließlich in den kleinsten Venen im lymphadenoiden Gewebe dicht um die Keimzentren der Zungenbälge vorfand und nirgends anderswo. Ferner sieht man an den im Längs- und Flachschnitt abgebildeten Gefäßen, daß die Zellen auch in der Längsrichtung der Gefäße ebenso geringe Ausdehnung besitzen wie in der Querrichtung, während doch die kleineren Gefäße bei Entleerung sich hauptsächlich im Querschnitt verkleinern. Ich komme demnach zu dem bestimmten Schluß, daß die von *Thomé, v. Schumacher* und mir beschriebene Endothelform kleinster Venen im lymphadenoiden Gewebe dicht bei den Keimzentren eine besondere und bleibende ist, und daß hier die Eintrittsstelle zahlreicher Lymphocyten ins Blut ist. Damit soll nicht geleugnet werden, daß an anderen Stellen bei hochgradiger Kontraktion resp. Kompression kleinerer blutleerer Gefäße verschiedener Art das Lumen fast vollständig schwinden könne und die Endothelzellen schmal und hoch werden können, wobei jedoch ihre Ausdehnung in der Längsrichtung der Gefäße kaum wesentlich verändert werden dürfte.

3. Die Protoplasmastruktur der Endothelzellen.

Gelegentlich werden in allen Organen durch die *Golgi-Kopsch*sche Chromsilberimprägnations-Methode Endothelzellen bald im Zusammenhang, was z. B. im zentralen Nervensystem recht störend sein kann, bald vereinzelt imprägniert. Im letzteren Falle stellen sie die bekannten spindelförmigen Gebilde dar, welche bei den Arterien schmal und lang, bei den Capillaren und besonders den Venen dagegen etwas breiter und kürzer sind. Zuweilen kommen etwas abweichende Formen vor, wie Spaltung an einem, seltener beiden Enden. Ja Teilung in drei schmale Zipfel kann ausnahmsweise beobachtet werden.

Im allgemeinen lassen sich an solchen Präparaten irgendwelche Einzelheiten nicht erkennen, d. h. die ganze Zelle erscheint als braune resp. an fixierten Präparaten schwarze Platte mit Verdickung der kernhaltigen Mitte. Jedoch kommen hiervon typische Ausnahmen vor. Zuerst beobachtete ich solche an den Blutgefäßen der Niere. Wir müssen hier wohl unterscheiden zwischen den Endothelzellen der Rindensubstanz und denjenigen der Markkegel, besonders der Gefäßbüschel, in welche sich die Arteriolae resp. Venulae rectae auflösen. Die Endothelzellen der Capillaren und kleinen Venen der Rinde stellen bei Hund und Katze minimal dünne Platten dar, welche von einem verdickten Randstreifen eingefaßt werden (siehe Abb. 7 und 8 von der Katze, Abb. 9 vom Hunde). Ebenso liegt der Kern in einer Verdickung des Protoplasmas, von welcher dünne Rippen ausgehen, die untereinander und mit dem Randstreifen in Verbindung stehen und so ein Netz bilden, welches an meinen mit Formol-Soda-Alkohol-Gemisch fixierten

Golgi-Kopsch-Präparaten schwarz auf blaßgrauem Grunde überaus deutlich hervortritt. Beim Hunde ist die Grundmasse der Zellen so dünn, daß sie vielfach gar nicht imprägniert wird, und somit nur ein mit Randfaden und kernhaltiger Verdickung versehenes Netzwerk zu sehen ist (Abb. 9). Die Maschenform richtet sich nach der allgemeinen Zellform; ist diese schmal und lang wie in den Capillaren, so sind es in der Regel auch die Maschen (s. Abb. 7). Bei den Venen entsprechen die letzteren der kürzeren und breiteren Gesamtform (s. Abb. 8 und 9). Was die Maschenweite betrifft, so ist sie so groß, daß, wenn wir den kernhaltigen zentralen Zellabschnitt ausschließen, die von allen Maschen umrahmten Felder als eine einzige Fläche gedacht, größer sind als die von der Netzsubstanz eingenommene Gesamtfläche. Dabei sind die Maschenweiten recht variabel, was auch für die Breite der Netzfäden gilt.

Bei postcapillaren Venen können die Zellen als eckige Platten erscheinen, welche sich nach allen Seiten gleichmäßig ausdehnen. Abb. 8 zeigt, daß hier das gesamte Maschenwerk viel komplizierter ist, indem viel mehr Maschen da sind, die zudem erheblich geringere Weite besitzen. Die Netzfäden können hier teilweise so fein werden, daß sie kaum noch zu erkennen sind. Es liegt hier wohl schon der Übergang zur relativen Homogenität vor, wie sie ja sonst bei den Endothelzellen die Regel zu sein pflegt, wenigstens an *Golgi*-Präparaten.

Die an den Endothelzellen der Capillaren und Venen in der Nierenrinde der Katze und des Hundes beschriebene eigenartige Netzstruktur habe ich kürzlich am gleichen Orte beim Igel und Rind sowie in der Nierenpapille eines 6 Tage alten Kätzchens beobachtet. Beim Rinde lagen die Verhältnisse ganz gleich wie beim Hunde, indem die Protoplasmafelder in den Maschen so dünn waren, daß sie nur ganz blaß grau erschienen oder oft gar nicht imprägniert waren.

Nun ist diese Netzstruktur nicht etwa ein ausschließliches Vorrecht der Niere, vielmehr fand ich sie auch an anderen Orten. Die Abbildungen 10, 11 und 12 stammen aus der Leber eines 43jährigen Hingerichteten, und zwar Abb. 10 aus einem interlobulären, präcapillaren Pfortaderast, Abb. 11 aus einer Läppchencapillare und Abb. 12 aus einer Vena centralis. Die Endothelzelle aus der Pfortader war zwar ziemlich dicht imprägniert, doch konnte man eine schmale, nicht überall deutliche Randverdichtung und eine langgestreckte breitere, unscharf begrenzte, in der Mitte mit dem etwas helleren Kern versehene sowie einige von dieser ausgehende verschwommene Querrippen unterscheiden. Die Verdichtungen sind deutlich dunkler als die übrigen Protoplasmaabschnitte, welche also schon ziemlich dünn sein mußten.

Das Stück des Endothelrohrs einer Läppchencapillare (Abb. 11) enthält den Kern ziemlich in der Mitte und macht deshalb ganz den Eindruck einer Zelle. Da ich öfter solche kernhaltige Stücke des Endothelrohrs der Läppchencapillaren auffand, konnte ich mich des Eindrucks nicht erwehren, daß dasselbe sich doch aus scharfbegrenzten Zellen zusamensetzen müßte. Ich kenne sehr wohl die Befunde an Schnitten von Lebermaterial, das mit Argentum nitricum injiziert wurde. Ich habe selbst Lebern von Säugern so behandelt, aber es ist mir gerade so gegangen wie anderen Untersuchern: ich habe wohl in den Pfortaderästen und in den Lebervenen deutliche Zellgrenzen gesehen, diese jedoch in den Capillaren der Läppchen stets vermißt. Es besteht also ein deutlicher Unterschied zwischen den durch beide Silbermethoden erhaltenen Resultaten, welche noch aufgeklärt werden muß.

Sehr auffällig ist nun die Protoplasmastruktur dieser Capillarendothelien, wie sie durch die *Golgi-Kopsch*sche Methode zur Darstellung kommt: sie erinnert ganz an diejenige, wie ich sie in Abb. 8 von einer Venenendothelzelle der Katzenniere abgebildet habe, nur sind die Maschen meist erheblich enger und die Bälkchen teilweise feiner. Auch ist der Maschengrund so dünn, daß er, wie in der Niere von Hund (Abb. 9) und Rind gewöhnlich gar nicht imprägniert erscheint.

Auch die Endothelzelle der Vena centralis (Abb. 12) zeigt die deutliche Netzstruktur, doch werden die Netzfäden schon etwas gröber und dichter, die Maschen dementsprechend enger und ihr Grund dunkler, so daß der Übergang zur Homogenität sich vorbereitet. Die Leber der Katze zeigte ähnliche Verhältnisse wie beim Menschen. Auch in der Parotis der Katze fand ich in den Capillarendothelien ähnliches, wenn auch nicht ganz so prägnant wie in der Niere und Leber.

Abb. 13 stellt eine Endothelzelle einer Capillare aus der Schleimhaut des Magenfundus des Hundes dar. Hier haben wir wieder ein verwandtes Verhalten, doch ist die Gesamtheit der dünnen Stellen kleiner und die Randverdichtung und die kernhaltige Stelle größer als in den bihser beschriebenen Gegenden. In der Submucosa waren zahlreiche Capillarendothelzellen imprägniert, doch waren alle einfach schwarz gefärbt und hatten keine Andeutung besonderer Netz- oder anderer besonderer Struktur.

Fassen wir alles das, was wir bisher über die Netzstruktur der Endothelien gesagt haben, zusammen, so ergibt sich, daß alle die Organe, wo wir sie gefunden haben, nämlich Niere, Leber, Parotis, Magenschleimhaut, drüsiger Natur sind, also Einrichtungen, wo viel Sekret produziert wird und infolgedessen auch viel mehr Flüssigkeit (vielleicht auch besonderer Zusammensetzung?) aus den Capillaren austreten muß als anderswo. Es ist klar, daß die bedeutende Verminderung der Zellsubstanz in den Maschen des Protoplasmanetzes einen viel schnelleren und reichlicheren Durchtritt von Flüssigkeit gewährleistet als das gewöhnliche dichte Gefüge. Also auch hier Anpassung der Capillarstruktur an besondere lokale Verhältnisse. Dabei ist auf bestimmte Unterschiede in den einzelnen Organen hinzuweisen. So sind in der Leber die Netzmaschen unverhältnismäßig enger und zahlreicher als in der Niere, auch scheinen die Maschen substanzärmer, wenn nicht gar substanzlos zu sein, was, wenn wirklich der Fall, auf bloße Filtration hindeuten würde. Demgegenüber ist die plumpe Netzbildung und die größere Dichte der Substanz in den Maschen in den Endothelien der Magenschleimhaut beim Hunde hervorzuheben. Es handelt sich hier wohl wiederum um Anpassung an die besonderen Sekretionsverhältnisse der einzelnen Drüsen. Es wäre wünschenswert, daß die Physiologen auf diesem Gebiete noch weiter Untersuchungen anstellen.

Es wird wohl manchen Leser befremden, daß ich bei der Schilderung der Leberendothelien nichts von „*Kupfer*schen Sternzellen“ gesagt habe. Das ist deshalb geschehen, weil diese Zellen entgegen der *Kupfer*schen Ansicht in der fertig ausgebildeten Leber nichts mit Endothel zu tun haben. Ich werde übrigens dieselben weiter unten eingehend behandeln.

4. Beeinflussung der Form der Endothelzellen von außen her.

Es ist hier noch eine Eigentümlichkeit des Endothelrohrs der Blutcapillaren im Nierenmark und im Herzen zu erwähnen. Am ersteren Ort, und zwar in der Niere des Menschen, Hundes und Lamas fand ich die Endothelzellen der präcapillaren Arterien in den Gefäßbüscheln mehr oder weniger regelmäßig quer gebändert, d. h. abwechselnd hell und dunkel gestreift. Diese Streifung beruht auf der Ausbildung von dunklen, weil dickeren Leisten und hellen, weil dünneren Furchen auf der Außenseite der Zellen, also um Reliefverhältnisse, wobei die Furchen etwas breiter zu sein pflegen als die Leisten. Sind zwei oder mehr Endothelzellen nebeneinander imprägniert, so gehen die Furchen und Leisten von einer Zelle auf die andere über, woraus man den Schluß ziehen darf, daß die Furchen Eindrücke von umspinnenden Gebilden darstellen (Abb. 14a und b vom Hund, Abb. 15 vom Menschen). Diese Eigentümlichkeit erinnert an diejenigen der Endothelzellen der venösen Capillaren der Milz. Dort werden bekanntlich die Eindrücke durch ein zirkuläres System leimgebender[1]) Fasern bedingt, welche verhältnismäßig weit auseinander stehen, so daß die zwischen den Kerben liegenden Zellabschnitte ausgedehnter sind als die Breite der Kerben selbst (s. *Mangubi* 1909). Bei den kleinen Ästen der Arteriolae rectae der Niere liegen die Verhältnisse jedoch anders. Die hellen, dichter stehenden Eindrücke werden durch eigenartige Zellen verursacht (s. Abb. 14c), von denen noch weiter unten die Rede sein wird.

Auch in den *Golgi*-Präparaten des Herzens habe ich an dem Endothelrohr der Blutcapillaren eine ganz regelmäßige Querstreifung gelegentlich beobachtet: hellere Querbänder wurden durch scharf gezeichnete, sehr feine gerade schwarze Linien getrennt (Abb. 16). Ich konnte gleich feststellen, daß dieser Befund mit besonderer Struktur der Endothelzellen nichts zu tun hatte, sondern von der Querstreifung der Muskelfasern abhängig war und nur da auftrat, wo die Capillaren zwischen dicht gepackten Muskelfasern verliefen und somit denselben eng angeschmiegt waren. Damit stimmte überein, daß, wenn eine Capillare umbog und schrägen oder queren Verlauf zu den Muskelfasern annahm, die erwähnten Linien entsprechend schräg oder längs zu der Richtung der Capillare verlief. Die Muskelfasern hatten sich also einfach an der äußeren Oberfläche des Endothelrohrs abmodelliert, so daß die hellen Streifen den bei der Kontraktion sich verdickenden Fibrillensegmenten, die dunklen, feinen Linien dagegen den in Querfurchen liegenden peripheren Rändern der *Krause*schen Zwischenmembranen entsprechen.

Daß auch nur ein einfaches Anschmiegen ohne Verdickung der vorragenden Teile stattfinden kann, es sich dabei also nur um einfache Faltenbildung handelt, zeigt Abb. 17. Die *Krause*schen Linien der benachbarten Muskelfasern sind mitgezeichnet, sie entsprechen genau den Vorragungen.

Ähnliche Verhältnisse fand ich auch gelegentlich bei fixen Bindegewebszellen, wie Abb. 18 zeigt Es liegt also auch hier nur Abmodellierung, aber keine besondere Struktur vor. Man darf da nur auf dichtes Zusammendrängen der Gewebselemente schließen.

---

[1]) Nach meinen Erfahrungen haben sie nichts mit elastischer Substanz zu tun.

5. Eigenartige Beziehungen der Endothelzellen zum umgebenden Bindegewebe.

Einen überraschenden Befund machte ich an den Endothelzellen in der Niere eines 6 Tage alten Kätzchens, und zwar an Capillaren und postcapillaren Venen. Dort fand ich in *Golgi-Kopsch*-Präparaten als ganz gewöhnliche Erscheinung auf der äußeren Seite der Capillarendothelzellen einen mehr oder weniger reichen Besatz von verhältnismäßig langen, sehr feinen Fädchen als Zellfortsätze, welche gewöhnlich von leichten, flach kegelförmigen Vorragungen ausgehend, meist wellig mit wenigen Biegungen verlaufen und sich teilweise spitzwinklig überkreuzend, sich in dem interstitiellen Bindegewebe verloren (s. Abb. 19). In dem abgebildeten Fall gehen mehrere Fortsätze bis dicht an eine Nachbarcapillare, wo sie umbiegend noch eine Strecke weiter verlaufen. Zwei Fortsätze gehen scheinbar in die Capillare hinein, in Wirklichkeit liegen sie der Wand derselben nur außen an und sind in der Zeichnung auf dieselbe projiziert.

Es liegt die Frage nahe, ob die Endothelzellen von Nachbarcapillaren durch die Fransen zusammenhängen. Bis jetzt habe ich dieselbe nicht mit Sicherheit entscheiden können. Wäre in einer Capillarwand gerade da, wo Fransen in ihrer Nähe endigen, eine Endothelzelle imprägniert gewesen, dann würden die Fransenenden sich mit der Endothelzelle optisch verschmelzen, ohne daß in Wirklichkeit eine Verbindung bestände. Man sieht daraus, wie vorsichtig man sein muß, wenn man einen unmittelbaren Zusammenhang schwarz gefärbter oder sonst undurchsichtiger Gebilde konstatieren möchte.

Das Gesamtbild einer mit den beschriebenen Fransen versehenen Zelle erinnert an Knochenzellen mit ihren zahlreichen von ihren Breitseiten ausgehenden Fortsätzen; nur besitzen die Endothelzellen im allgemeinen nur an einer Seite die Fortsätze.

Der an Endothelzellen des Nierenmarks gemachte Befund veranlaßte mich, weitere Untersuchungen anzustellen. So gelang es mir denn auch, an anderen Stellen befranste Endothelzellen aufzufinden, so vor allem in der Nierenrinde einer erwachsenen Katze und zwar an den Endothelzellen der zwischen den gewundenen Kanälchen gelegenen Capillaren (Abb. 20). Daß ich sie früher hier übersehen konnte, ist leicht begreiflich, wenn man bedenkt, daß zwischen den Tubuli nur recht wenig Raum ist und erst recht zwischen den Blutcapillaren und den Tubuli. Nur bei ganz günstig getroffenen Capillaren und Tubuli lassen sich die Beziehungen der Basalfransen der Endothelzellen zu den Kanälchen resp. dem interstitiellen Bindegewebe studieren. Die außerordentlich feinen und zum Teil recht langen Fädchen stehen bald dichter, bald vereinzelt In letzterem Fall ist der Ursprungskegel breiter und höher als bei den dichter gedrängten. Am weitesten kann man die Fädchen verfolgen, wenn sie zwischen zwei Tubuli hineinziehen und man senkrecht auf die Trennungsebene zwischen beiden blickt. Sie können da recht zahlreich sein und in einer Reihe stehen, während sie da, wo die Endothelzellen platt anliegen, vollständig fehlen können. Auch an im Flächenbilde sich präsentierenden Endothelzellen lassen sich die Fädchen zuweilen sehen, und zwar, wenn sie nahe dem Rande der Zelle abgehen und sich unter eine benachbarte, nicht imprägnierte Endothelzelle erstrecken.

Neuerdings habe ich die gleichen Einrichtungen auch in der Nierenrinde des Rindes gesehen.

Außer in der Niere habe ich die Endothelfransen auch an den Blutcapillaren im Kleinhirn einer halbwüchsigen Katze gesehen. Abb. 21 zeigt, daß sie viel spärlicher, aber durchschnittlich gleich lang sind wie in der Niere. Vielleicht sind nicht alle Fortsätzchen imprägniert. Abb. 22 zeigt eine kürzere Gefäßsprosse, an derem blinden Ende die Fädchen wurzelartig dicht zusammengedrängt sind.

Ferner fand ich in der Zunge an den Muskelcapillaren Basalfransen, doch standen sie auch hier weniger dicht als in der Niere.

In den Leberläppchen der Katze fand ich sie nur vereinzelt. Sie saßen je auf der Spitze eines breiten niedrigen Kegels.

Daß nicht an allen Endothelzellen des gleichen Organs und nicht in allen Organen der verschiedenen untersuchten Tiere Basalfransen zu sehen waren, spricht nicht gegen ihr allgemeines Vorhandensein, da es ja eine Eigentümlichkeit der Silberchromatmethode ist, Zellen und ihre Fortsätze usw. oft nur teilweise und unvollständig zur Darstellung zu bringen.

Ich vermute, daß die zahlreichen feinen Fädchen, welche in der Membrana hyaloidea von den Capillaren aus in sie hineindringen und bei kräftiger Hämalaunfärbung gut zu sehen sind, auch als Basalfransen der Endothelzellen aufzufassen sind.

Das beschriebene Vorhandensein von Fortsätzen (Basalfransen) der Endothelzellen und ihr Eindringen in das umgebende Bindegewebe scheint mir deshalb von Bedeutung zu sein, weil durch diese innigeren Beziehungen zum Bindegewebe die Endothelzellen den fixen Bindegewebszellen näher verwandt erscheinen und, wie *Kölliker* längst vermutet hat, geradezu als rohrbildende Bindegewebszellen aufgefaßt werden können.

R. Metzner (1906) gibt S. 228 an, daß in der Niere eines Kätzchens, die er mit Osmiumsäure fixiert und von der er Eisenhämatoxylinpräparate angefertigt hat, im Mark die Fäden eines Reticulums (Markstroma) mit den Wandungen der Blut- und Lymphgefäße und der Nierenkanälchen zusammenhängen. Er faßt das Reticulum als von sternförmigen Zellen gebildet auf, während nach *Mall* noch ein kollagenes Faserwerk vorhanden ist. Nach den eben mitgeteilten Untersuchungen beteiligen sich jedenfalls auch die Endothelzellen der Blutcapillaren mit ihren Basalfransen an der Bildung des allgemeinen Reticulums und bilden einen nicht unwesentlichen Bestandteil desselben.

Metzner ist der Ansicht, daß die Maschen des Reticulums direkt mit dem Lymphgefäßsystem in Verbindung stehen. Man kann sich gut vorstellen, daß die Lymphe direkt durch die Capillarwand in diese Räume gelangt, wobei gewisse Reguliervorrichtungen für den Durchtritt bestehen, wie wir später noch sehen werden.

Die geschilderten Verhältnisse fordern zu einem Vergleich mit dem Stützgewebe des Zentralnervensystems heraus, wo die hohlraumbegrenzenden Ependymzellen schon rein morphologisch durch ihre reich verzweigten und weit ins unterliegende Gewebe dringenden Fortsätze ihre Verwandtschaft mit den Gliazellen dokumentieren.

An dieser Stelle wäre noch folgender Befund anzuführen: Beim Hunde stellte ich fest, daß an kleineren Arterien der Niere, des Magens und der Lunge sowie auch an Venen (Durchmesser ca. 270 μ) am gleichen Ort die Endothelzellen von der peripheren Oberfläche aus reichliche kurze, spitze, mit breiter

Basis versehene Fortsätze zwischen die glatten Muskelfasern senden, wobei sie jedoch die Dickenmitte derselben gewöhnlich nicht überschreiten. Man muß hierbei annehmen, daß diese spitzen Höcker bei den Arterien erst durch die Maschen der hier ja sehr dünnen Elastica interna dringen, um zwischen die Muskelfasern zu gelangen. Dies konnte ich an einer Arterie mit zwei Muskelfaserlagen (axialer Längsschnitt), an der die Elastica als schmaler Streifen deutlich hervortrat, direkt beobachten, doch drangen die Spitzchen nicht weiter in die Muskelschicht hinein. Vielleicht handelt es sich hier wenigstens teilweise um Druckerscheinungen, also um Abmodellierung der Muskelfasern resp. der Elastica an der Außenfläche des weichen Protoplasmas. Doch scheinen mir die Verhältnisse zu bestimmt ausgeprägt, um sie allein in dem angeführten Sinne erklären zu können, weshalb ich den Befund hier eingereiht habe.

6. Intravasale Fortsätze der Endothelzellen.

Ich habe vorhin bemerkt, daß die beschriebenen feinen Fortsätze sich ausschließlich an der äußeren Fläche des Endothelrohrs befinden. Nun habe ich aber an kleinen präcapillaren Herzarterien eines 43jährigen Hingerichteten gerade das Umgekehrte beobachtet. An einem in toto auf eine gewisse Strecke der Länge nach im Schnitt liegenden Gefäß waren die schmalen, langen Kerne der Endothelzellen, soweit die letzteren nicht geschwärzt waren, deutlich sowohl auf der dem Beschauer zugekehrten als auch auf der von ihm abgewandten Seite des Gefäßrohrs, ebenso die rundlichen Kerne gewisser umspinnender Zellen wohl zu erkennen, so daß bei Anwendung einer Ölimmersion leicht festzustellen war, was innerhalb und was außerhalb des Endothelrohrs lag. Hier sah ich nun an mehreren geschwärzten Endothelzellen, die sich nicht unmittelbar berührten, unzweifelhaft feine, fadenartige Fortsätze in das Lumen des Gefäßes dringen, aber an der Oberfläche eines kleineren Koagulums umbiegen. An der gleichen Zelle konnten mehrere derselben sitzen. An der in Abb. 23 abgebildeten Zelle sieht man, daß die Fäden eine ziemliche Länge besitzen und sich schlängeln und umbiegen können. Dies sieht man besonders an dem einen Rand der Zelle, wo die Fädchen kurz umbiegend wieder unter ihr verschwinden. Die Fädchen waren stets einfach, nie verzweigt. Es frägt sich nun, ob die Gebilde zu der Endothelzelle gehören oder nicht. Im letzteren Falle könnte man wohl nur an Fibrinfäden denken. Diese gehen jedoch gewöhnlich gradlinig von einem Punkt aus resp. kreuzen sich in solchen, während die fraglichen Gebilde gar keine Beziehungen zueinander haben, in das Koagulum gar nicht eindringen und nie ganz gradlinig verlaufen. Ich glaube sie daher zu den Endothelzellen rechnen zu sollen.

Mein erster Gedanke war, daß es sich um Zentralgeißeln handle, zumal ich oft im Nierenmark der Katze an Querschnitten von Isthmen, an denen Epithelzellen imprägniert waren, auch den Außenfaden der Geißel geschwärzt sah. Daß die Fädchen am Endothel in der Mehrzahl vorhanden waren, sprach nicht unbedingt dagegen, da es sich um eine Arterie handelte, bei welcher ja die Endothelzellen wegen ihrer geringen Breite in größerer Zahl nebeneinander liegen, zumal der Schnitt 35 μ dick war, so daß schon eine größere Zahl von Außenfäden nicht weit voneinander vorhanden sein mußten. Nun waren aber verhältnismäßig wenig Endothelzellen imprägniert, so daß, wie Abb. 23 zeigt, welche eine einzige Zelle wiedergibt, unbedingt eine größere Zahl von Fäden zu einer Zelle gehören muß. Ferner besitzt, wie wir noch sehen werden, jede Endothelzelle nur ein einziges Diplosom, das ganz im Protoplasma steckt, so daß kaum ein Faden von ihm ins Lumen vorragen kann. Außerdem waren die Fädchen erheblich länger als die Außenfäden der Zentralgeißeln der Nierenepithelzellen und der Spermatiden. Auch waren sie häufig stark gewunden, was für ihre Weichheit spricht, während die Außenfäden im imprägnierten Zustande, trotzdem sie dünner sind, fast gerade verlaufen, also derber sein müssen. Dies spricht alles dafür, daß sie mit Zentralgeißeln und, was wir gleich hinzufügen können, mit Flimmerhaaren nichts zu tun haben. Ob sie jedoch präformiert sind, oder ob sie pseudopodienartig ausgestreckt und wieder eingezogen werden können, vermag ich nicht zu entscheiden. Überhaupt sind die Befunde noch zu vereinzelt, so daß in der Deutung äußerste Zurückhaltung am Platze ist.

Während es sich bisher ausschließlich um fadenartige Fortsätze handelte, beobachtete ich in der Niere des gleichen Hingerichteten, und zwar an den kleinsten Arterien der Astbüschel der Arteriolae rectae Vorragungen ganz anderer Art (s. die Abb. 24—27). Wie die Abbildungen zeigen, handelt es sich um tropfen- oder keulenförmige Gebilde von sehr verschiedenen Dimensionen. Die größte Breite betrug 5,8 μ. die größte Höhe 7 μ. Sie können ziemlich reichlich an ein und derselben Zelle sitzen. Die beiden Abbildungen 24 und 25 zeigen nun, daß die Tröpfchen durch feine fädchenartige Stiele mit der betreffenden Endothelzelle im Zusammenhang stehen, was ich besonders hervorheben möchte.

Mein erster Gedanke war der, daß es sich um Kunstprodukte handele. Dies wurde bestätigt, als ich Alkohol-Formol-Material der gleichen Niere untersuchte. Ich fand dort bald in dem homogen geronnenen Inhalt der betreffenden Arterien rundliche Vakuolen, die mit den flüssigkeiterfüllten Hohlräumen, z. B. des Schweizerkäses, verglichen werden können, also Kunstprodukte sind. Es ist leicht zu verstehen, daß die unmittelbar an die Endothelzellen angrenzenden Vakuolen mit den Zellen zusammen imprägniert wurden. Daß auch Flüssigkeitsansammlungen, allerdings in geronnem Zustande, imprägniert werden können, wissen wir ja z. B. von der Galle her, die nicht nur in den Gallencapillaren, sondern auch in den Leberzellen als Tröpfchen mit den Gallencapillaren in Verbindung zur Darstellung gelangt.

Was nun die feinen Stiele der Tröpfchen betrifft, so muß man in erster Linie an die oben beschriebenen intravasalen Fädchen der Endothelzellen der Herzarterien denken. Wenigstens erscheint es mir am einfachsten, anzunehmen, daß die Fädchen in die oberflächlichsten Vakuolen hineinragten und mit ihnen zusammen nebst der betreffenden Endothelzelle imprägniert wurden, während andere Flüssigkeitströpfchen, die keine Beziehungen zu den Fädchen besaßen oder überhaupt nicht in unmittelbarem Kontakt mit den Endothelzellen standen, auch nicht imprägniert wurden. Es wurden also, wenn diese Deutung richtig ist, die gestielten Tropfen und Keulen aus zwei Teilen bestehen: einem Faden als reellem Bestandteil der betreffenden Endothelzelle und einem daran sitzenden Tropfen als postmortalem Kunstprodukt. Jedenfalls handelt es sich hier um Dinge, die noch sehr der Aufklärung bedürfen, wie man überhaupt den Resultaten der *Golgi-Kopsch*schen Methode gegenüber nicht vorsichtig genug sein kann.

7. Das Diplosoma der Endothelzellen.

Dieses Gebilde habe ich an zahlreichen Blutgefäßen, Arterien, Venen und Capillaren in den Endothelzellen gesucht und ausnahmslos gefunden, d. h. in solchen Fällen, bei denen die Eisenhämatoxylinfärbung richtig differenziert war. Das Mikrozentrum besaß stets die typische Form des Diplosoms. Die Abbildungen 28 (Arterie) und 29 (Vene) zeigen, daß das Gebilde meist in der Nähe der Zellmitte und zugleich des Kerns liegt, und zwar bald an der Schmalseite, bald an der Breitseite desselben. Ausnahmsweise kann es auch etwas unter den Kern geschoben sein (s. Abb. 30a links), so daß man es bei Flächenansicht entweder gar nicht oder erst bei besonderer Einstellung zu Gesichte bekommt. Hat man Kantenansicht der Endothelzellen vor sich, so sieht man, daß das Diplosoma meist etwas näher der Lumenoberfläche liegt, diese jedoch nie berührt (s. Abb. 30b und c, Capillaren). Das Gebilde kann dem Kern so nahe kommen, daß er eine Delle erhält (s. Abb. 30a und d).

Wenn auch die oben geschilderten Verhältnisse im allgemeinen überall in der gleichen Weise gefunden wurden, so muß ich doch zwei Ausnahmen verzeichnen. Die einen bilden die venösen Sinus der Milz (s. Abb. 31, Querschnitt, und 32, Längsschnitt). Hier liegt das Diplosoma regelmäßig unter dem Kern der Endothelzelle, d. h. peripher von ihm, und zwar mehr oder weniger genau unter dessen Mitte. Die Axe des Gebildes verläuft dabei weder parallel zur Zellbasis noch steht sie senkrecht auf ihr.

Die zweite Ausnahme betrifft die pflasterepithelartigen Endothelzellen in den postcapillaren Venen aus der Umgebung der Keimzentren in den Zungenbälgen des Menschen, von denen weiter oben die Rede war (s. Abb. 5 und 6). Hier liegt das Diplosoma ebenfalls in der Regel unter dem Kern, kann jedoch dabei etwas seitlich verschoben sein. Doch liegt es meist nicht ganz seitlich, weshalb man es bei Flächenansicht gewöhnlich nicht zu Gesicht bekommt (siehe Abb. 6).

8. Die Verbindung der Endothelzellen miteinander.

Gewöhnlich werden die Grenzen der Endothelzellen durch Silber (Argentum nitricum, allein in wässeriger Lösung oder mit Zusatz von Salpetersäure [*Deckhuyzen*], welch letzteres Gemisch ich bevorzuge) dargestellt, wobei immer noch nicht recht klar ist, was sich dabei eigentlich färbt. Die verschiedenen Ansichten hierüber sind in dankenswerter Weise kürzlich von *Fr. Stadtmüller* (1920) in historischer Darstellung zusammengestellt und besprochen worden. Er selbst ist der Meinung, daß es sich um oberflächliche, dem Gewebe aufgelagerte, nicht innerhalb des Gewebes gelegene Silberniederschläge handele (S. 180): „Durch den Niederschlag werden in den Furchen (Rinnen, Spalten) der Epitheloberfläche an den Zellgrenzen Reste der Serumschicht, welche physiologisch die Gewebsoberfläche befeuchtet bzw. deren Umwandlungsprodukte sichtbar." Er bestätigt die Ansicht *Th. Cohn's* (1897), der die Identität der Silberlinien mit den durch Eisenhämatoxylin darstellbaren Kittfäden (Schlußleisten *Bonnets*, Kittstreifen *Cohns*) in Abrede stellt. So gibt er z. B. für die Lage der Silberlinien am Darmepithel an (S. 197): „. . . ., so kann man doch schon an Schnitten von versilbertem Dünndarmepithel erkennen, daß die Silberniederschläge auf der Cuticula liegen. Besonders deutlich wahrnehmbar war dies mit starker Vergrößerung an Schnitten vom Dünndarmepithel des Rindes nach Versilberung und Färbung mit *Böhmers* Hämatoxylin. Aus diesem Befund und der Tatsache, daß die Schlußleisten unter der Cuticula liegen, geht schon hervor, daß von einer Identität beider Netze wenigstens am Darm nicht die Rede sein kann.“

Auf die Silberlinien der Gefäßendothelien geht er nun bei seinen eigenen Untersuchungen nicht weiter ein, behandelt im übrigen auch nur die oberflächlichsten Netzbilder, nicht aber die zwischen den Berührungsflächen der Epithelzellen gelegenen Niederschläge. Er sagt in bezug auf die dünnen Epithelien von beiden Niederschlägen ausdrücklich S. 163: „Bei den leptodermalen Epithelien sind beide Niederschlagsformen nicht voneinander unterscheidbar.“ Diese Ansicht ist wohl schuld daran, daß er das Gefäßendothel außer Betracht gelassen hat, und zwar mit Unrecht, da *Th. Cohn* (1897) festgestellt hat, daß auch an diesen Objekten, wie bei den übrigen Epithelien mit Eisenhämatoxylin, „Kittstreifen“ darstellbar sind. Allerdings hat Cohn bei Hühnerembryonen an den Gefäßendothelien vergeblich nach Schlußleisten gesucht und sie nur am Endothel der Nabelstranggefäße eines 6monatlichen menschlichen Foetus gefunden, woraus er vorsichtigerweise nicht den Schluß zieht, daß sie bei dem Hühnerembryo fehlen. Er läßt die Möglichkeit offen, daß es sich um geringere Färbbarkeit bzw. schnellere Entfärbung handeln könne.

Nun ist es mir gelungen, die Kittfäden beim Menschen (19jährigem Hingerichteten) in kleineren Arterien und Venen der Zunge mit Eisenhämatoxylin zu färben (s. Abb. 28 und 29). Die Abbildungen sind unter Anwendung einer Ölimmersion $^1/_{12}$ gezeichnet. Man sieht, daß die Kittfäden sehr fein sind und daß bei den Arterien und Venen diesbezüglich keine Unterschiede zu beobachten sind. Auch bei Anwendung stärkster Systeme und bester Beleuchtung gelang es mir nicht, irgendwelche Struktur, wie Körnchen usw., zu finden, vielmehr handelte es sich stets um einen glatten homogenen Faden. Auch waren Unterbrechungen („Stomata“) oder Längsspaltungen nie zu sehen. Daß diese Kittfäden im allgemeinenen heller erscheinen als die gleichen Bildungen z. B. am Darmepithel oder an den Sammelröhren der Niere, ist wohl dadurch genügend erklärt, daß die Fädchen sehr dünn sind und deshalb mehr Licht passieren lassen als dickere in gleicher Weise gefärbte Fäden. Die geringe Dicke läßt auch möglich erscheinen, daß die vollständige Entfärbung hier früher eintritt als bei groben Fäden.

Was nun die Lage der Kittfäden betrifft, so gelang es mir, an Querschnitten kleiner Arterien, die ja im Kontraktionszustande fixiert wurden und infolgedessen schmälere und dickere Endothelzellen aufwiesen, einwandfrei festzustellen, daß sie zwischen den Rändern der dem Lumen zugekehrten Flächen liegen und daß sich zwischen ihnen und der Endothelbasis noch ein deutlicher Zwischenraum befand, der nichts enthielt, was sich mit Hämalaun gefärbt hätte. Man darf also wohl annehmen, daß die Kittfäden an den Rändern der „Deckplatten“ *Kolossows* (1893) liegen resp. sie miteinander verbinden, oder, wenn man lieber will, als „Schlußleisten“ die Intercellularspalten gegen das Lumen abschließen, daß wir es also mit den gleichen Verhältnissen zu tun hatten wie bei anderen Epithelien.

Es fragt sich nun, ob die Eisenhämatoxylinlinien und die Silberlinien identisch sind oder nicht. Diese Frage haben sich schon andere Autoren vorgelegt, doch beziehen sich die betreffenden Angaben mehr auf die Epithelien im allgemeinen, weniger auf die Gefäßendothelien im besonderen. *Solger* (1884) hält sie für identisch, während *Cohn* (1897) und *Stadtmüller* (1920) sie für verschieden ansehen, obschon *Cohn* S. 21 angibt: „Wenn wir nun an denselben Stellen, an denen wir, wie z. B. am Peritonealüberzug der Kaninchenleber durch Eisenhämatoxylin ‚Schlußleisten' färben, auch bei Silberbehandlung distinkte schwarze Linien finden (vgl. Abbildung 5 und a bei *Kolossow*), so müssen wir natürlich daraus folgern, daß die Substanz der Schlußleisten bisweilen auch durch Silberimprägnation darzustellen ist. Allerdings wird sie wohl nur selten als solche rein und distinkt geschwärzt, meist werden wir eine gleichzeitige Schwärzung der Schlußleisten und der interepithelialen Lymphe erhalten, wie dies ja auch bei *Kolossows* Untersuchungen vielfach der Fall war, und wie wir dies bei Silberimprägnation anderer Epithelien (Cornea usw.) gleichfalls beobachten können." Auch *Stadtmüller* hat, wie schon weiter oben bemerkt, die oberflächlichen und tiefen Silberniederschläge dünner Epithelien als voneinander nicht unterscheidbar erklärt. Es können sich seine allgemeinen, auf eigenen Erfahrungen beruhenden Ansichten also nicht auf die Gefäßendothelien beziehen.

Nach meinen Erfahrungen nun sind die Silberlinien bei den Gefäßendothelien dicker als die Eisenhämatoxylinlinien, ferner zeigen bei nicht kollabierten, aber auch nicht künstlich gedehnten Gefäßen die Silberlinien sehr häufig zahlreiche Unterbrechungen. Ich bilde zur Illustration dieser Verhältnisse absichtlich keine durch Injektion der Blutgefäße mit Höllensteinlösung gewonnenen Lungenpräparate des Frosches ab, da man dabei nie ganz sicher ist, eine Dehnung des Endothelrohres bewirkt zu haben, zumal wenn man nach der Injektion die Lungensäcke mit Alkohol prall fühlt, um das Capillarnetz schön ausbreiten und in eine Ebene bringen zu können. Hierbei wäre es möglich, daß die mit Silber imprägnierten und so starr gewordenen interendothelialen, geronnenen, fadenartigen Lymphmassen zerrissen und zerstückelt werden könnten. Die Abb. 33 stellt vielmehr ein zufällig in der Submucosa eines nach der *Golgi-Kopsch*-Methode behandelten Hundemagens im Schnitt günstig getroffenes größeres Lymphgefäß dar, bei dem sicher von einer künstlichen Dehnung nicht die Rede sein kann. Ich gebe zugleich in Abb. 34a drei total imprägnierte Endothelzellen desselben Gefäßes und in Abb. 34 b drei von einer benachbarten Vene wieder, um den großen Formunterschied zwischen Lymphgefäß- und Blutgefäßendothelien zu zeigen, obschon ich die Lymphgefäße in dieser Arbeit sonst nicht weiter berücksichtigt habe.

Die gut erkennbaren Unterbrechungen der Silberlinien sind hier also wohl als natürliche zu betrachten und am besten im Sinne *Kolossowc* zu erklären, d. h. die Unterbrechungen wären durch Intercellularbrücken bedingt, die geschwärzten Stückchen lägen also zwischen den Zellen resp. den Brücken unterhalb der nur die Ränder der an der Lumenseite gelegenen Dickplatten verbindenden kontinuierlichen Kittfäden. Nach *Stadtmüllers* Anschauung müßten die mit Silber imprägnierten Serumfäden lumenwärts von den Kittfäden liegen und durchaus kontinuierlich verlaufen.

Was nun die Silberlinien der Blutgefäße betrifft, so ist es nicht recht einzusehen, warum beim Vortreiben der injizierten Silberlösung, um bei der *Stadt-*

*müller*schen Anschauung zu verweilen, nur an den Zelloberflächen, nicht aber auf den Kittfäden die Blutflüssigkeit abgewaschen werden sollte, zumal die Rinnen, wenn wir solche mit *Stadtmüller* an den Zellgrenzen annehmen wollen, hauptsächlich längs verlaufen und die Blutflüssigkeit hier ebenso weggewaschen wird als an der Zelloberfläche. Es wird dies um so mehr stattfinden, wenn man, wie ich es nach *Deckhuyzen* (1889) immer tue, eine 3 proz. KNO_3-Lösung dem Silber vorausinjiziert, um möglichst keine Koagulation und Imprägnation des Fibrins zu bekommen.

Die von mir zur Injektion benutzte *Deckhuyzen*sche $AgNO_3 + HNO_3$-Lösung dringt übrigens noch weiter in die Tiefe und imprägniert Intercellularsubstanzen in der Umgebung des Endothelrohrs, besonders bei den Arterien zwischen den glatten Muskelfasern, so daß diese schwarz konturiert erscheinen. Wir werden auf diesen Umstand weiter unten noch einmal zurückkommen.

Es fragt sich nun noch, ob man beim Nichtauftreten von Silberlinien am Gefäßendothel, wie z. B. in der Leber[1]), auf das vollständige Fehlen von Zellgrenzen, also auf ein Syncytium schließen darf? Nimmt man mit *Stadtmüller* ausschließlich Imprägnation von Serum in oberflächlichen Rinnen an, und bleibt sie aus, dann darf man den obigen Schluß nicht ohne weiteres ziehen, sondern nur, daß keine Rinnen vorhanden sind. Stimmt man nicht mit *Stadtmüller* überein, d. h. verlegt man die Silberlinien in die Tiefe, dann hat man beim Nichtauftreten der Silberlinien auch noch nicht das Recht, auf ein Syncytium zu schließen, sondern nur darauf, daß die sonst sich imprägnierenden Substanzen hier fehlen. Habe ich doch weiter oben (im Abschnitt 3) angegeben, daß man mit der *Golgi-Kopsch*-Methode ganz gewöhnlich Endothelstücke mit einem Kern in der Mitte erhalten kann, die ganz wie Zellen aussehen.

Selbst wenn man mit Eisenhämatoxylin keine günstigen Resultate erzielt, darf man noch nicht unbedingt auf das Fehlen von Zellgrenzen schließen, da die große Feinheit der Kittfäden, verschiedene Färbbarkeit nach verschiedenen Fixationsmitteln, verschiedene Beschaffenheit der Hämatoxyline, ungenügende Erfahrung des Untersuchers usw. zum Mißlingen beitragen kann. Dazu kommt, daß auch lokale Varianten in der Ausbildung der fraglichen Einrichtungen bestehen können, wie wir sie ja z. B. für die Form der Endothelzellen an verschiedenen Seiten derselben Lungencapillaren angegeben haben. Ich erinnere auch an die bedeutenden Schwankungen in der Ausbildung der Kittfäden in den Nierenkanälchen. Ließen sich doch bis jetzt in der Niere erwachsener Tiere am glomerulären Epithelblatt der Endkammer weder mit Eisenhämatoxylin noch mit $AgNO_3$ Zellgrenzen darstellen, während, wie ich wenigstens für den Igel, die Katze und das Rind gezeigt habe (1911), mit Chromsilberimprägnation distinkte, aber äußerst komplizierte Epithelzellen geschwärzt werden können.

Aus allem über die Verbindung der Gefäßendothelzellen untereinander Gesagten geht so viel hervor, daß wir über die Natur der Silberlinien usw. noch

---

[1]) Außer an Blutcapillaren der Leber hat die gewöhnliche Silberinjektionsmethode noch an anderen Orten versagt: Choriocapillaris der Säuger (*Toldt*); Membrana hyaloidea des Froschauges, wo ich (1889) jedoch Andeutungen des Silberliniennetzes gesehen habe; Darmzotten der Ratte (*Ranvier* 1894); Glomeruli der Niere, doch will *Nußbaum* (1886) bei Rana esculenta hier Silberlinien festgestellt haben; Nebenniere (nach *Branca* 1914).

recht ungenügend unterrichtet sind, und es notwendig erscheint, erneute eingehende und sorgfältige Untersuchungen anzustellen usw., nicht nur an den Gefäßen eines einzigen Organs, sondern auf breitester Basis, wobei auch die Genese nicht außer acht gelassen werden darf.

9. Besondere Verbindung der Endothelzellen der Arterien mit der Unterlage.

Ganz gewöhnlich habe ich in Eisenhämatoxylinpräparaten an kleinen Arterien der verschiedensten Säuger ziemlich dicht stehende, mehr oder weniger feine Längsstreifen beobachtet, welche ich anfangs für unvollständig gefärbte Fasern der Elastica interna hielt und nicht weiter beachtete. Nun fiel mir aber, als ich an dem schon erwähnten Zungenmaterial eines Hingerichteten nach Kittfäden fahndete, auf, daß an einem Arterienquerschnitt (Abb. 35), an welchem diese Fäden als schwarze, sehr feine Pünktchen dicht an der Lumenseite des Endothels deutlich hervortraten und die Elastica interna in toto eine blaß bräunlichgraue Schicht bildete, genau an der Grenze zwischen Endothel und Elastica weitere schwarze, in der Grenzebene etwas verbreiterte Pünktchen ziemlich regelmäßig angeordnet waren. Sie waren erheblich dicker als die oberflächlichen Kittfäden und lagen nie in Gruppen.

Nun sah ich mir die betreffenden Verhältnisse an Flachschnitten von Arterien etwas genauer an. Da bemerkte ich denn als besonders auffallende Erscheinung eine ganz regelmäßige, dichte, feine Segmentierung (s. Abb. 36, Flachschnitt, und Abb. 37, axialer Längsschnitt), wobei die Zwischenräume zwischen den schwarzen Querstrichelchen farblos erschienen. Die Streifen sind sehr lang und laufen, allmählich dünner werdend, fein aus, wobei die Querstreifung verschwommener und schließlich ganz undeutlich wird. Über die Gesamtlänge eines Streifens vermag ich nichts auszusagen, da immer nur das eine Ende im Schnitt lag. Daß die beschriebene Einrichtung ganz allgemein vorhanden ist, zeigt Abb. 38, welche aus der Milz des gleichen Individuums stammt und auch die Querstreifung aufweist.

Bei anderen Säugern habe ich, wie schon bemerkt, die Streifen ebenfalls beobachtet, die Querstreifung jedoch nicht wahrnehmen können.

Es fragt sich nun, was haben die Streifen zu bedeuten? Die Lage genau an der Grenze zwischen Endothel und Elastica interna machte es unwahrscheinlich, daß sie als besondere protoplasmatische Strukturelemente der Endothelzellen aufzufassen seien, woran man wohl hätte denken können. Vielmehr drängte sich mir der Vergleich mit den zuerst von mir (1898) zwischen Epithelzellen und Basalmembran der Cornea des Rhesusaffen, des Ureters und der Samenblase des Menschen und ganz besonders der Nierenkanälchen des Kaninchens beschriebenen und abgebildeten fadenartigen Bildungen auf. Ich sagte damals S. 664: „Ob es sich dabei um Fibrillen besonderer Art oder um Zellausläufer oder um basale Kittleisten handelt, habe ich noch nicht feststellen können.“

M. Heidenhain (1911), der von meinen Angaben keine Notiz nimmt, beschreibt die gleichen Fädchen bei der Maus als „Basalreifen“ und läßt die zu Lamellen angeordneten Körnchenreihen der basalen Zellabschnitte in ihnen ihren Stützpunkt finden.

B. v. Frisch (1915) bildet von der menschlichen Niere zwischen den Epithelzellen und der Basalmembran „Belagreifen“ ab, welche zweifellos die gleichen Einrichtungen sind wie die von mir und dann von *M. Heidenhain* beschriebenen. Er sagt S. 294: „Es liegt nahe, daß es sich bei den ‚Basalreifen‘ der Tiernieren und den Belagreifen der menschlichen Niere um eine analoge Struktur der Membrana propria handelt. Es ist vielleicht möglich, daß durch die quere Anlage beider ein Haftpunkt für die Zellen geschaffen ist, d. h., daß sie eine Rolle für die Verbindung zwischen den Epithelien und der Membrana propria spielen.“

Ich habe dann 1918 von Herrn *J. Tasitch* die fraglichen Einrichtungen bei Katze, Hund und Mensch untersuchen lassen. Wir fanden, daß die Gebilde basale Kittfäden in Form schmaler, langer Spindeln darstellen, welche immer gruppenweise gleichgerichtet zu den Epithelzellen gehören und deren Grenzen nicht überschreiten, also wohl von ihnen produziert sind.

Ich glaube nun, daß es sich auch bei den beschriebenen Einrichtungen der Endothelzellen um basalen Kitt handelt zur Befestigung der Endothelzellen an den die Elastica interna zusammensetzenden elastischen Fasern.

Daß an den Capillaren und kleinen Venen dieser basale Kitt fehlt, erklärt sich wohl aus dem Fehlen der elastischen Längsfasern, so daß die Endothelzellen sich in anderer Weise helfen müssen und, wie weiter oben angegeben, sich durch Basalfransen im umgebenden Bindegewebe verankern.

Was nun die feine Segmentierung der Kittfäden betrifft, so muß man da wohl annehmen, daß es sich nicht um einen kontinuierlichen Kittfaden handelt wie an den Rändern der freien Epitheloberflächen, sondern um dicht stehende, reihenbildende, minimale Kittpartikelchen, wie ja auch je zwei Stacheln benachbarter Zellen des Stratum germinativum in der Epidermis durch ein feines Kittklümpchen vereinigt sind, wobei alle Gebilde dieser Art vollständig unabhängig voneinander sind. Ob bei den Endothelzellen der Arterien auch dementsprechende feine Fortsätzchen oder nur minimale Höckerchen vorhanden sind, ist nicht ausgeschlossen, doch konnte ich bisher nichts davon wahrnehmen. Auch war es mir noch nicht möglich, die Beziehungen der Kittfäden zu den durch die Elastica zwischen die glatten Muskelfasern gesteckten Spitzen mit Sicherheit festzustellen. Nach Lage der Dinge sollte man annehmen, daß die Kitteinrichtungen zwischen den Spitzen verlaufen. Daß die Arterien noch eine besondere Hafteinrichtung besitzen, welche den Capillaren und Venen fehlen, ist nicht weiter verwunderlich, wenn man bedenkt, daß das Endothel der Arterien viel mehr in Anspruch genommen wird als dasjenige der Capillaren und Venen.

II. Die Sternzellen der Leber.

1. Historisches.

Die Blutcapillaren der Leberläppchen mit allem, was man irgendwie dazu rechnen könnte, sind schon vielfach Gegenstand eingehender Untersuchungen sowohl von seiten der Histologen als auch der Pathologen gewesen. Wir wollen hier ganz von dem eigentlichen Bindegewebe absehen, das von der *Glison*schen Kapsel sich durch das Läppchen den Capillaren entlang als gröbere und feinere (Gitter-) Fasern bis zur Vena centralis erstreckt und auch fixe Zellen enthält. Wir wollen ferner davon absehen, daß an den Capillaren keine Silberlinien dargestellt werden können, wovon ja schon weiter oben die Rede war. Dagegen möchte ich hier meine Erfahrungen über die eigenartigen Bildungen mitteilen, welche von *Kupffer* als „Sternzellen“ bezeichnet wurden. Zum besseren Verständnis mögen einige Angaben aus der Literatur vorausgehen.

Zuerst hat *Kupffer* (1876) die Zellen mit einer Modifikation der *Gerlach*schen Goldmethode dargestellt, weshalb wir auf seine Beschreibung etwas näher eingehen wollen. Es sind nach ihm zackige Protoplasmakörper mit Kernen, deren Größe diejenigen der größten Leberzellenkerne an Masse erreichen. Ihr Protoplasma reduziert das Gold intensiver als irgendeine andere Substanz der Leber. Der Kern ist einfach oder doppelt vorhanden. Er macht besonders darauf aufmerksam, daß diese Zellen ausschließlich in den Leberläppchen vorkommen. „Weder im Bindegewebe des Verästelungsgebietes der Pfortader noch in der Scheide der Lebervene noch auch im subperitonealen Gewebe findet sich eine Spur solcher sich schwärzenden Zellen.“ „Die Form ist äußerst mannigfaltig. Einige sind nach zwei Enden lang ausgezogen, andere drei- und mehreckig, wenige laufen nur einseitig in eine Spitze aus und enthalten den Kern dann am entgegengesetzten Ende.“ Die Zellen sollen stets mit einer Capillare in Kontakt stehen, bald dieselbe ringförmig mit ihren Ausläufern umspinnend, bald sich der Längsrichtung nach an sie anschmiegend; oder sie tangiert das Gefäß nur mit einem Fortsatz, während der Körper sich an die nächsten Leberzellen anlehnt. Die Zellen sollen auch ihre schwarz gekrönten Fortsätze zwischen die Leberzellen schieben, „derart, daß diese Fortsätze das Lumen der intercellulären Gallenröhrchen erreichen“. Er fand diese Verhältnisse übereinstimmend bei der Ratte und Maus, beim Kaninchen, Rind, Schwein, Hund und Menschen. Die Sternzellen des Menschen sind etwas größer als diejenigen der übrigen. Er rechnet bestimmt die von *E. Wagner* (1860), *Engel-Reimers* (1860) und *Kölliker* (1867) als „Bindegewebskörperchen“ der Leberläppchen beschriebenen Elemente sowie einen Teil der *Ponfick*schen (1869) „Zinnoberzellen“ zu seinen Sternzellen. Er nimmt Anstand, „die Sternzellen zu den Bindegewebszellen oder Bindegewebskörperchen sensu strictiori zu rechnen“. Eher glaubt er, daß sie zu der Gruppe der *Waldeyer*schen perivasculären Zellen gehören.

Von der Literatur, welche *Kupffer* in seiner Hauptarbeit (1899) angibt, sei nur erwähnt, daß *Rütimeyer* (1881) von „Bindegewebskörperchen (Sternzellen)“ spricht, daß *Asch* (1884) die bei perniziöser Anämie mit körnigem, braunem Pigment überladenen Sternzellen ebenfalls als perivasculär bezeichnet. Auch *Berkley* (1893), *Biondi* (1895), *Lindemann* (1897) und *Disse* (1890) verlegen sie in die Umgebung der Capillaren.

In zwei späteren Arbeiten ändert nun *Kupffer* (1898 und 1899) seine Ansicht in betreff der Lokalisation der „Sternzellen“. Er stellt zunächst (1899) fest (S. 261): „Daß die Sternzellen integrierende Bestandteile der Capillarwand sind, die mit ihrem zentralen, den meist sphärischen Kern enthaltenden Teile gegen die Lichtung gewölbt hervortreten.“ Die mit dem Doppelmesser hergestellten Schnitte waren mit Goldchlorid gefärbt, worüber in der Originalarbeit (1899) das Nähere nachzulesen ist. Die Zellen erscheinen bei gut gelungenen Präparaten dicht mit Goldkörnchen erfüllt, doch bleiben die Kerne frei. Der zentrale, kernhaltige Teil des Zellkörpers wölbt sich in die Capillarlichtung vor, während die Basis mit dem Kontur der Gefäßwand zusammenfällt und ihre lang ausgezogenen

Zipfel sich in der Fläche der Wandlamelle des Capillargefäßes fortsetzen. „Die intravasalen Flächen zeigen sich an gut gelungenen Goldpräparaten nicht selten uneben mit feinen geschwärzten Fädchen wie Pseudopodien besetzt." Eigenartig ist die Abb. 4. Hier sind vier ziemlich gleichen Abstand haltende Sternzellen in einem Capillarlängsschnitt abgebildet, die zum Teil reich verzweigt sind und vermittelst der Fortsätze ein Maschenwerk bilden, das teilweise recht verschwommen erscheint, so daß ich mich des Eindrucks nicht erwehren kann, daß das Netzwerk teilweise Kunstprodukt ist. *K.* macht darauf aufmerksam, daß keine Abgrenzung der Zellbezirke gegeneinander zu sehen ist, woraus er schließt: „Es liegt nahe, anzunehmen, daß die dünne Grundlamelle der Wand, die das Fadenwerk trägt und die Maschen desselben füllt, ebenso wie das Netz, einen kontinuierlichen Verlauf hat." Seine Injektionsversuche mit Argentum-nitricum-Lösung ließen wie bei allen anderen Autoren, die sich derselben Methode bedienten, keine Zellgrenzen hervortreten.

Er findet oft rote Blutkörperchen im Zelleib, ja es kann sogar die Mehrzahl der Sternzellen solche enthalten. Er macht dabei darauf aufmerksam, daß *O. van der Stricht* schon 1891 an Gefäßendothel, Riesenzellen und Leukocyten der fötalen Leber des Kaninchens Phagocytose beobachtet habe. Nach Transfusion von Blut eines anderen Kaninchens fan der die Sternzellen besonders reichlich mit Erythrocyten erfüllt. Uns interessiert besonders, daß ihm „die beträchtliche Zahl globuliferer Zellen, die in den Capillaren steckten", auffiel. „Diese Zellen waren teils mononucleär, teils binucleär, seltener mehr Kerne führend." Einzelne dieser Zellen konnten sogar die Größe kleiner Leberzellen erreichen.

K. injizierte auch Tuscheanreibungen, Zinnober und Carmin, durch die Pfortader, eine Methode, die schon vor ihm geübt wurde. So wurde von *Ponfick* (1869) und von *Hoffmann* und *Langerhans* (1869) zinnoberhaltige Kochsalzlösung injiziert. *Ponfick* fand den Zinnober in der Leber des Kaninchens und Meerschweinchens in nach seiner Ansicht perivasculär gelegenen Zellen. Die beiden anderen Autoren benutzten Meerschweinchen. Sie fanden den Zinnober nur ausnahmsweise in perivasculären Zellen, dagegen teils in Leukocyten teils in größeren Zellen, von denen sie jedoch annehmen möchten, daß es durch übermäßige Phagocytose vergrößerte Leukocyten wären oder aber auch Pigmentemboli. *Rütimeyer* (1881) injizierte Hunden und Fröschen Milch, Carmin, Zinnober. Die Hauptmenge fand sich beim Hunde „anscheinend intravasculär, in Körnchen und Klumpen", aber auch in „Bindegewebskörperchen" (Sternzellen). *Siebel* (1886) injizierte Indigo und Zinnober bei Fröschen und fand die Körnchen gleichsam an die Innenwand der Capillaren angeklebt.

Kupffer fand den Zinnober ausschließlich in der Umgebung der Endothelkerne. Bei einem Kaninchen sah er nach Tuscheinjektion „die Tusche in ziemlich gleichmäßig verteilten eckigen, spindel- und sternförmigen Portionen entlang den Pfortadercapillaren angehäuft". Die einzelnen Portionen umschlossen immer einen Kern. Er sagt dann, was ich besonders hervorheben möchte, daß sich selbstverständlich auch an diesen Präparaten nicht für jede Tuschzelle der Nachweis führen lasse, daß sie dem Endothelrohr angehöre. Er erwähnt noch und bildet ab, „daß sich das Protoplasma um die platteren Kerne aktiver verhalten hatte, im Umkreis der platten Kerne weniger reizbar gewesen war, hier fehlte häufig die Tusche". Er kommt noch einmal auf diesen Unterschied zurück und sagt, daß er erst geglaubt habe, daß es sich um spezifisch verschiedene Endothelzellen handle, daß er aber schließlich die Vorstellung gewonnen habe, „daß die Capillarwand eine kontinuierliche dünne Lamelle darstellt, an welcher das Protoplasma sich als ein Netz von Fäden mit kernhaltigen Knotenpunkten vorfindet (vgl. Abb. 4). Stärkeren Ansammlungen des Protoplasmas entsprächen die rundlichen Kerne, schwächeren die platten Kerne". Reizungen sollen bewirken können, daß sich das Protoplasma auch um die platten Kerne vermehrt, die sich dann entsprechend verändern und rundlich bis sphärisch werden würden.

Ich will hier gleich bemerken, daß nach meiner Ansicht die *Kupffer*schen, mit sternförmigen Protoplasmaansammlungen versehenen Endothelzellen mit den von mir im Abschnitt I, 3 beschriebenen und in den Abb. 11 und 12 abgebildeten mit der *Golgi-Kopsch*-Methode dargestellten Capillarendothelzellen nichts zu tun haben, da der kernhaltige Abschnitt niemals so vorspringt wie bei den *Kupffer*schen „Sternzellen" und das von mir beschriebene Netzwerk unverhältnismäßig viel feiner ist.

Weitere Injektionen von Tusche usw. wurden noch ausgeführt von *S. Mayer* (1899), doch gibt er keine Resultate an; ferner von *E. Cohn* (1904). Der letztere hat Kaninchen kolloidales Silber in die Ohrvene injiziert und fand schon nach drei Minuten die „Leberläppchen von zahlreichen schön sternförmig verästelten Zellen, die vollkommen mit schwarzen Pigmentkörnchen erfüllt sind, durchsetzt. Trotz genauester Nachforschung lassen sich indessen an diesen Gebilden Zellgrenzen nicht erkennen". Sie verlieren sich nach verschiedenen Seiten hin in mehr oder weniger verzweigte Fortsätze. Sie folgen den Pfortadercapillaren, wobei sie die Wand derselben gegen die Leberzellen mit ihren Fortsätzen säumen. Die Fortsätze ragen zum Teil zwischen die Leberzellen hinein. Das den Kern umschließende Protoplasma wölbt sich meist kugelförmig in das Capillarlumen hinein vor. Er identifiziert die Zellen mit den *Kupffer*schen Sternzellen. Ich möchte auf den Widerspruch besonders aufmerksam machen, daß „schön sternförmig verästelte Zellen" da sein sollen, daß aber trotzdem „sich indessen an diesen Gebilden Zellgrenzen nicht erkennen" lassen.

Auch *V. Schilling* (1909) bringt die Sternzellen mit den Endothelzellen in Verbindung, indem er sie direkt als umgewandelte Endothelzellen erklärt, deren phagocytäre Eigenschaften in besonders hohem Grade zugenommen haben sollen.

Von den gebräuchlicheren Lehrbüchern stehen diejenigen von *Szymonowicz*, *Böhm-Davidoff*, *Schäfer*, *Sobotta*, *Branca*, *Schmaus-Herxheimer*, *Stöhr-Schultze*, *Rauber-Kopsch*, *Schaffer* u. a. im wesentlichen auf dem *v. Kupffer*schen Standpunkt.

Es sind jedoch in der Literatur Stimmen laut geworden, welche von einer anderen Möglichkeit der Auffassung des Wesens und der Lage der Sternzellen sprechen. Danach sollten sie wenigstens im fertigen Zustande vom Endothelrohr unabhängig sein und im Gefäßlumen stecken. Selbst bei den Verfechtern der *Kupffer*schen Ansicht und bei diesem Autor selbst findet man Angaben, welche sich in dem eben angegebenen Sinne deuten lassen. So machten, wie weiter oben angeführt, schon 1869 *Hoffmann* und *Langerhans* die Beobachtung, daß nach Injektion von Zinnober in die Pfortader von Meerschweinchen der Farbstoff sich unter anderem in größeren Zellen fand, welche im Lumen der Läppchencapillaren lagen.

Arnsheim (1874) sah ebenfalls innerhalb der Capillaren liegende Pigmentzellen, die häufig größer als weiße Blutkörperchen waren.

Minkowski und *Naunyn* (1886) fanden bei Gänsen, Enten und Hühnern, auch bei Hunden und Kaninchen nach Einatmung von Arsenwasserstoffgas in den Capillaren der Leber Zellen, welche Hämoglobinklumpen und rote Blutkörperchen enthielten. Auch in normalen Lebern der Gans und der Ente fanden sie nicht selten Zellen mit eisenhaltigem Pigment in den Capillaren. Über das Wesen der Zellen sprechen sie sich nicht weiter asu. In ihrer Abb. 3 (Gänseleber) bilden sie protoplasmareiche, zum Teil längliche Zellen ab, die deutlich im Capillarlumen liegen und nicht wie Leukocyten aussehen.

Auch *Kupffer* fiel nach Bluttransfusion bei einem Kaninchen „die beträchtliche Zahl globuliferer Zellen, die in den Capillaren steckten", auf.

Nun hat *T. Browicz* 1898 und 1900 zwei den gleichen Titel führende Arbeiten publiziert, in welchen er sich eingehend mit den *Kupffer*schen Sternzellen beschäftigt. Da diese Arbeiten für uns von besonderer Wichtigkeit sind, möchte ich auch auf sie genauer eingehen. Er findet (1898) in den Blutcapillaren der Leberläppchen von Lebern sowohl Neugeborener als auch Erwachsener sowie von Hunden „unmittelbar an der Innenfläche der Capillarwand hie und da, manchmal an zwei oder drei Stellen derselben, einzelne voluminöse, längliche Zellen dicht der Capillarwand anliegend, so daß eine deutliche Grenze zwischen dem Rande der Zelle und der Capillarwand nicht sichtbar ist, welche in das Lumen der Capillare hineinragen". — „Diese Zellen hängen dann manchmal nur mit einem dünnen Ende der Capillarwand an, während ihr größter, voluminöser Teil frei in das Lumen der Capillare hineinragt, die Zelle eine birnförmige Gestalt annimmt." — „An Stellen, wo ein Capillarast bogenförmig verläuft, an dessen Außenseite sowohl an der Konkavität als auch Konvexität derselben die anliegenden Leberzellen infolge der Härtung etwas geschrumpft und von der Capillarwand abgehoben erscheinen und die Capillarwand distinkt zum Vorschein kommt, findet man manchmal an der Innenfläche der Capillare eine der Konvexität der Wand entsprechend angepaßte, voluminöse Zelle. Diese voluminösen, länglichen Zellen findet man auch im Lumen der Blutcapillaren freiliegend, allseitig von roten Blutkörperchen umgeben, was bei verschiedener Einstellung des Mikroskopes deutlich sichtbar ist."

Der Kern sei länglich und manchmal doppelt vorhanden. „Die Zellen liegen der Capillarwand dicht an, bilden jedoch keinen integrierenden Bestandteil derselben, da neben ihrem äußeren der Capillarwand zugekehrten Rande die Capillarwand sehr oft distinkt gesondert erscheint." — „Diese Zellen enthalten sehr oft Leukocyten, Erythrocyten, Vakuolen und Pigmentschollen."

In seiner zweiten Publikation (1899), welche gerade nach der *Kupffer*schen erschien, gibt er seine erste Arbeit genau wieder und geht dann auf die *Kupffer*schen Angaben ein und zählt die Punkte auf, in denen er mit *Kupffer* übereinstimmt resp. von ihm abweicht. Er betont dann, daß die Gebilde typische, gesonderte, scharf konturierte Zellen, aber keine Leukocyten und kein Syncytium seien. Sie können sich leicht ablösen und Zellembolien in den Capillaren der Leberacini bilden.

Vergleicht man nun alle Angaben über die Lage der Sternzellen miteinander, so erkennt man, daß alle drei Möglichkeiten behauptet werden: 1. Lage außerhalb des Endothelrohrs (damit fängt es überhaupt an), 2. Lage in der Wand desselben als integrierender Bestandteil desselben und schließlich 3. Lage im Lumen selbst; auch kam es vor, daß Änderung der Ansicht bei ein und demselben Autor stattgefunden hat. Manche haben sich auch über die Lage nicht genauer ausgesprochen oder nehmen mehrere Möglichkeiten zu gleicher Zeit an. Es ist also wohl gerechtfertigt, ja geboten, die Gefäßverhältnisse der Leber besonders mit Rücksicht auf die „Sternzellen“ einer neuen Untersuchung zu unterziehen.

2. Eigene Untersuchungen.

Dieselben erstreckten sich auf die „Sternzellen“ des Menschen, des Rhesusaffen und des Hundes, bei letzterem nach Injektion einer mit physiologischer Kochsalzlösung verdünnten Tusche in die Pfortader.

Das menschliche Material stammt von einer größeren Zahl von Individuen, und war teils lebensfrisch (von zwei Enthaupteten), teils möglichst bald nach dem Tode unmittelbar nach der Sektion mit verschiedenen Flüssigkeiten fixiert worden. Unter einem möglichst großen Material muß man eine sorgfältige Auswahl treffen, denn es ist durchaus nicht alles geeignet für die Untersuchung auf die Lage der Sternzellen. Nicht etwa, weil die betreffenden Lebern pathologisch sind, sondern weil sie zu blutleer, und infolgedessen die Capillaren mehr oder weniger kollabiert sind. Denn, wenn man auch in solchen Fällen die Sternzellen auf Struktur und Phagocytose wohl studieren kann, ist eine sichere Entscheidung, ob sie selbständige Gebilde oder Bestandteile der Wand seien, vollständig ausgeschlossen. Dazu kommt auch, daß, wenn das Material nicht genügend frisch war, die Kerne der Sternzellen sowie diejenigen der Endothelzellen stark geschrumpft sind und nicht unterschieden werden können. Selbst bei weiten Gefäßen kann ein zu dichtes Zusammengepferchtsein und Überfärbung der roten Blutkörperchen die Untersuchung sehr erschweren.

Sind die Verhältnisse in dem angegebenen Sinne günstig, so kann man schon mit schwächeren Linsensystemen in einem größeren Gesichtsfeld nahezu alle Sternzellen leicht auffinden und ihre relative Häufigkeit feststellen. So hatten wir eine größere Reihe von Jahren hindurch ein in jeder Hinsicht so günstiges Material, daß ich die noch zu beschreibenden Verhältnisse in unserem mikroskopischen Kurs den Studierenden so deutlich demonstrieren konnte, daß diese selbst sich wunderten, daß man im allgemeinen über die Lage der Zellen noch so schlecht unterrichtet ist.

Ich möchte alle, die sich mit den Sternzellen der Leber beschäftigen wollen, dringend davor warnen, ihre Untersuchungen an mit Aufschwemmungen von kolloidalen Metallen, Tusche, Zinnober oder anderen corpusculären Substanzen injiziertem Material beginnen zu wollen.

E. Cohn (1904), der kolloidales Silber injiziert hat, klagt ja darüber, daß er trotz genauster Nachforschung Zellgrenzen nicht hat erkennen können. Das ist *Kupffer* (1899) bei seiner Färbung mit Gold und seinen Injektionen ebenfalls nicht geglückt. Ich habe *Kupffer*sche Originalpräparate nicht zu Gesicht bekommen, kann daher nicht selber darüber urteilen, doch beweisen seine Abbildungen für die Frage nach der Zugehörigkeit der Zellen zur Gefäßwand nichts. So sieht Abb. 4 aus, als ob Zellen in einem Gerinnsel mitten im Lumen lägen. Man könnte die gleiche Abbildung als Beweismittel gerade gegen die *Kupffer*sche Anschauung verwenden. Auch können, wenn das Endothel sehr dünn ist, was ja in der normalen Leber stets der Fall ist, und die Sternzellen mit schwarzen Körnchen überfüllt sind, diese letzteren die Entscheidung, ob hier Zellen innen oder außen dicht ans Endothelrohr angepreßt oder Bestandteile des letzteren selbst sind, sehr erschweren, wenn nicht unmöglich machen. Auch beweist eine Zeichnung überhaupt nicht viel, sie gibt nur an, wie der Zeichner, der ja vielfach nicht mit dem Untersucher identisch ist, sie gesehen, oder richtiger gesagt, gedeutet hat, wobei noch der gute Wille oder die Fähigkeit des Zeichners in Frage kommt. Dann kann ja eine Zeichnung nur eine Projektion räumlich übereinander liegender Dinge darstellen, während bei der Untersuchung des Präparates selbst die Schraube die räumliche Trennung optisch bis zu einem gewissen Grade ermöglicht. Allenfalls können Mikro-stereo-photogramme, wie ich sie selbst von ganz dünnen Schnitten mit oft guter plastischer Wirkung anzufertigen pflege, genügenden Aufschluß geben.

Ich habe weiter oben bemerkt, daß ich die Sternzellen den Studierenden im mikroskopischen Kurs leicht demonstrieren und es ihrem eigenen Urteil überlassen konnte, die Entscheidung über die Lage zu treffen, was denn auch in der Regel richtig geschah. Es handelte sich dabei um Material, das von einer möglichst bald nach dem Tode erfolgten Sektion stammte, in Formol fixiert und mit Hämalaun und Eosin im Stück kräftig durchgefärbt war. Solche Präparate sind deshalb sehr geeignet, weil sie eine ganze Anzahl verschieden stark gefärbter Schnitte ersetzen, indem in der Mitte die Präparate schwächer, nahe dem Rande aber oft übermäßig gefärbt sind, was bei manchen Organen sehr ungünstig, in unserem Fall aber sehr erwünscht ist, indem man sich da die für die Erkennbarkeit der Sternzellen günstigen Stellen aussuchen kann. Man kann dann an 10—15 μ dicken Schnitten oft durch größere Gesichtsfelder die einzelnen Zellen und ihre ziemlich gleichmäßige Verteilung gut erkennen.

Will man bei Tiermaterial möglichst gute Resultate erzielen, so ist zu empfehlen, die Leber zuerst mit körperwarmer Ringerlösung (evtl. mit Zusatz eines die Contractilität gewisser Elemente lähmenden Mittels) auszuspülen, und zwar, indem man einen Trichter geeigneter Größe in einem Trichtergestell nur wenig höher als das Tier neben ihm aufstellt, einen mit (evtl. Glas-) Kanüle versehenen Gummischlauch mit Schließvorrichtung daran an das Trichterrohr befestigt, die Ringerlösung eingießt, die Luft aus dem Schlauch und der Kanüle herausläßt und letztere in die Pfortader oder bei ganz kleinen Tieren in die Cava vom rechten Vorhof aus (unterhalb der Leber abbinden!) einbindet und nun ruhig durchlaufen läßt. Man kann dann, wenn die Ringerlösung fast abgeflossen ist, die erwärmte Fixierungsflüssigkeit (Formol usw.) ebenfalls in den Trichter gießen und so der ersteren nachfolgen lassen. Dann erhält man eine möglichst gleichmäßige Fixation. Oder man kann in einem anderen Falle der Ringerlösung Tusche oder die Aufschwemmung einer anderen körnigen Substanz, evtl. sogar von Bakterien zum Nachweis der Phagocytose zufügen und nach gewisser Zeit (*E. Cohn* hat mit kolloidalem Silber ja schon nach drei Minuten gute Resultate erzielt) zum

Auswaschen der von den Sternzellen nicht aufgenommenen Bestandteile wieder reine Ringerlösung und dann das Fixierungsmittel folgen lassen und evtl. auch dieses wieder ausspülen. Ja es ist nicht ausgeschlossen, nach dem Ausspülen des Fixierungsmittels (z. B. Formols) einen geeigneten Farbstoff nachlaufen zu lassen, um möglichst nur die Sternzellen und überhaupt die Capillaren darzustellen. Auf diese Weise ließe sich auch größeres Material, wie z. B. eine ganze menschliche Leber verhältnismäßig leicht bewältigen.

Bevor ich nun zu den Ergebnissen meiner eigenen Untersuchungen übergehe, möchte ich zu den dieselben illustrierenden Abbildungen bemerken, daß die Abbildungen 39—41 vom Menschen, die Abbildungen 42—48 vom Rhesusaffen und die Abbildungen 49—51 vom Hunde stammen. Die Zeichnungen sind wie überhaupt in allen meinen Publikationen und den meisten meiner Schüler von meiner eigenen Hand (diejenigen zum Abschnitt von *A. Gurwitsch* sind von ihm), so daß ich allein die Verantwortung dafür trage. Ich kann nun nicht mehr Vertrauen für dieselben verlangen, als ich es zu fremden Abbildungen habe. Sie sollen ja auch nur zeigen, wie ich die Verhältnisse zu sehen glaube. Auch habe ich nur die uns jetzt speziell beschäftigenden Dinge so sorgfältig, wie es mir immer möglich war, dargestellt, aber Strukturen der Leberzellen nur dem allgemeinen Charakter nach wiedergegeben und labile Blutbestandteile, nur wo es mir nötig erschien, eingezeichnet.

Zur allgemeinen Orientierung mag zunächst die Abb. 39 (vom Menschen, Sektionsmaterial) dienen. Das Präparat war hierzu deshalb besonders geeignet, weil es infolge der leichten Loslösung des Endothelrohres und der Lockerung der übrigen Elemente diese leicht erkennen ließ. Man erkennt überall das Endothelrohr als zusammenhängende Membran in ungefähr senkrecht zur Oberfläche getroffenem Schnitt. Nur an einer Stelle (rechts im Bilde) blickt man auf seine Fläche in geringer Ausdehnung. Im ganzen sind zwei Kerne als sicher zum Endothel gehörig zu erkennen. Nun sieht man drei im Lumen liegende Zellen, von denen zwei dem Endothel sehr nahe liegen, aber doch von ihm durch einen deutlichen, wenn auch feinen Spalt getrennt sind, wenigstens auf eine größere Strecke, während die Enden der langgestreckten Gebilde sich dicht an das Endothelrohr anlegen, so daß eine Verbindung bestehen muß, über deren Charakter ich jedoch nicht ins klare kommen konnte. Die dritte ganz links gelegene Zelle [ich werde diese intravasalen Zellen der Einfachheit halber „Endocyten"[1]) nennen] ist wohl mehr von der Fläche gesehen als die beiden anderen. Sie ist recht protoplasmareich wie überhaupt alle Endocyten, wodurch sie sich von allen Leukocyten der verschiedensten Art wohl unterscheiden lassen. Sie ist, soweit sie im Schnitt liegt, dreistrahlig, doch legen sich dielangen Fortsätze wie diejenigen der beiden anderen schließlich ebenfalls an das Endothel an.

Außer den Endocyten sind noch zwei peri- oder paracapillar gelegene Zellen vorhanden, welche als langgestreckte Gebilde zwischen die Leberzellen und das Endothelrohr eingeschoben sind und mit dunkeln (geschrumpften?) Kernen versehen sind. Wir können nicht ohne weiteres erkennen, welcher Art diese Zellen sind, und müssen uns vorläufig mit der Tatsache ihrer Existenz begnügen. Wir

[1]) Eine gewisse Ähnlichkeit des Ausdruckes „Endocyt" mit Endothel ist nicht von Belang, jedenfalls nicht so groß wie z. B. bei „Osteoclast" und „Osteoblast". Auch steht er im Gegensatz zu „Pericyt", wovon später viel die Rede sein wird.

werden übrigens später auf sie zurückkommen. Betrachten wir nun auch noch die Abbildungen 42 bis 47 (Rhesusaffe) sowie 49 und 50 (Hund), so finden wir im wesentlichen die gleichen Verhältnisse: Große protoplasmareiche, mäßig verzweigte Zellen mit oft recht langen Ausläufern, die, wenn sie auch noch so frei liegen, doch mindestens an den äußersten Enden mit dem Endothelrohr in Verbindung stehen, also zweifellos seßhaft sind. Nie habe ich Fortsätze unzweifelhaft frei im Lumen endigen, also im Blute flottieren gesehen.

In Abb. 48 (Rhesus) scheint eine Zelle lose im Lumen zu liegen. Man kann jedoch mit Rücksicht auf die vielfach langgestreckte Form der übrigen Endocyten sich leicht vorstellen, daß die fragliche Zelle mehr im Querschnitt vorliegt und mit ihren Fortsätzen, die man sich in Nachbarschnitten liegend zu denken hätte, doch mit dem Endothelrohr in Verbindung stehe. Übrigens gleicht die Zelle in Form und Lage sehr einer von *Minkowski* und *Naunyn* in der Gänseleber abgebildeten.

Die Abbildungen zeigen, daß die Endocyten mehrere Fortsätze besitzen können. Häufig sind vier, doch kommen auch mehr vor, wie die Abbildungen 45 und 46 (Rhesusaffe) zeigen. Sie sind meist ziemlich plump, fangen am Zelleib breiter an und laufen zuweilen, oft sekundär geteilt, spitz aus, können aber auch, wenn sie unter größerem Winkel auf die Endotheloberfläche treffen, sich beim Ansatz füßchenartig verbreitern (Abb. 46, Rhesus). Die Zellen liegen durchaus nicht nur einseitig, wie es *Kupffer* darstellt, sondern können ihre Ausläufer nach allen Richtungen spreizen, so daß sie, fast nur durch die Fortsatzenden an der Wand festgehalten, mitten im Gefäßlumen mehr oder weniger frei schwebend gehalten werden, so daß sie allseits vom Blutstrom bespült werden. Doch kann auch einseitige breite Anlagerung stattfinden, wie in den Abbildungen 42 (unten), 43, 44 und 46 (Rhesusaffe) sowie 49 und 51 (Hund). *Kupffer* hätte die Abb. 42 (unten) und 51 auch für seine Ansicht als Beweismittel verwenden können. Als Beweis für meine Ansicht kann ich nur anführen, daß in Abb. 51 (Hund) der Kern heller und größer ist als diejenigen der Endothelzellen und darin mit den unzweifelhaft als Endocyten anzusprechenden Zellen übereinstimmt, und daß in Abb. 42 unten (Rhesus) außer dem Kern der protoplasmareichen Zelle noch ein zweiter dicht bei ihm, aber mehr peripher liegt. Könnte man nachweisen, daß der dreieckige Kern ein Endothelkern ist, dann könnte die große Zelle nur ein Endocyt sein. Nun wäre es aber sehr wohl möglich, daß der äußere Kern einer peri- oder paravasculären Zelle angehöre, dann wäre aber noch nicht bewiesen, daß die innere Zelle ausschließlich dem Endothelrohr angehört, indem dasselbe als dünnes Häutchen zwischen beiden Kernen resp. Zellen hindurchziehen könnte, ohne daß es bei der schwachen Färbung möglich wäre, die drei Gebilde optisch voneinander trennen zu können.

Betrachten wir nun aber Abb. 43 (Rhesus), in der zwei Zellen so durch Ausläufer miteinander verbunden sind, daß sie ein plumpes, das Lumen durchsetzendes Netz bilden. Von diesen beiden Zellen ist die untere größere, einen Leukocyten enthaltende ohne Zweifel ein Endocyt, aber die andere kleinere? Sie hat einen kleineren dichteren Kern, als die Endocyten in lebensfrisch fixiertem Material zu haben pflegen, auch liegt der Kern so dicht an den Epithelzellen und so genau in der Ebene des Endothelrohrs, daß man wohl behaupten könnte, daß hier ein Bestandteil des Endothelrohrs vorliege. Ich kann diese Möglichkeit nicht in Abrede stellen. Man könnte dabei in Erwägung ziehen, daß die Endocyten sicher nicht eingewandert sind, da sie bisher nirgends im Gefäßsystem gefunden wurden, sondern sich mit dem Endothelrohr aus dem gleichen Mutterelement an Ort und Stelle entwickelt haben, so daß sie, wenn die Endocyten auch in fertigem Zustande selbständige Elemente darstellen, doch gemeinsam ein System bilden und mit den Lymphsinus der Lymphdrüsen verglichen werden könnten (englische Autoren wie *Schäfer* [1910] nennen die Blutcapillaren der Leberläppchen „Sinusoids"). Es wäre demnach möglich, daß gelegentlich Zwischenformen zwischen den Endothelzellen und Endocyten sich ausbildeten und unser Fall eine solche darstellte. Doch habe ich trotz eifriger Nachforschung keinen weiteren derartigen Fall auffinden können.

Man könnte ferner an die Möglichkeit denken, daß der größte Teil des Protoplasmas mit den beiden das Lumen durchsetzenden Ausläufern einem Endocyten gehörte, dessen kernhaltiger Hauptteil in einem anderen Schnitt läge, und der dem Endothelrohr so dicht angeschmiegt wäre, daß eine optische Trennung nicht möglich wäre. Immerhin bleibt der Fall nicht ganz klar.

Nun zu Abb. 47 (Rhesus). Hier sehen wir einen unzweifelhaften Endocyten, der mit seinem kernhaltigen Teil fast mitten im Lumen liegt und mit einem langen Fortsatz an das Endothelrohr gerade da befestigt ist, wo ein dreieckiger Kern liegt. Auch hier können wir nicht entscheiden, ob der Kern ein Endothelkern ist, wobei die Endothelzelle mit einem anderen Endothelrohr zwischen Epithelzellen hindurch in Verbindung stände, oder ob es sich hier um eine extravasale Zelle handelt, die von Capillare zu Capillare zieht, was, wie wir später noch sehen werden, eine ganz gewöhnliche Erscheinung ist.

Was nun den Bau der Endocyten betrifft, so besitzen sie zunächst meist einen Kern, zuweilen jedoch auch zwei (Abb. 40 a, b, c, Mensch), ausnahmsweise sogar drei (Abb. 40d, Mensch). Die Kerne sind groß, größer als diejenigen aller Leukocyten und des Endothelrohrs, wenn sie in der Einzahl vorhanden sind. In diesem Fall sind sie auch regelmäßig langgestreckt, aber nie so platt wie die Endothelkerne, welche letzteren auch regelmäßig dunkler und dichter erscheinen als die Endocytenkerne, falls das Material frisch genug fixiert war. Ist dies nicht der Fall, dann schrumpfen die Endocytenkerne derart, daß sie von den Endothelkernen nicht mehr zu unterscheiden sind. Am besten fand ich immer in gutem menschlichem Material die Endocyten auf eben wegen des besonders deutlich hervortretenden Kernunterschieds.

Am schönsten zeigen die drei Zellen der Abb. 41 (Mensch, Eisenhämatoxylin) die Kernstruktur, d. h. einen ziemlich großen Chromatinklumpen, der wohl auch das achromatische Kernkörperchen enthält, und wenig kleinere. Beim Hund ist es ähnlich. Beim Rhesusaffen pflegen nur mehrere kleinere Klümpchen vorhanden zu sein. Bei allen findet man dann noch ein feines Netz, das hauptsächlich zum Hauptklumpen zentriert ist, und mit dem auch die kleineren Klümpchen in Verbindung stehen. Man kann also nicht behaupten, daß die Kernstruktur sich von derjenigen anderer Zellen wesentlich unterscheidet.

Was das Mikrozentrum betrifft, so habe ich beim Menschen an Eisenhämatoxylinpräparaten deutlich ein Doppelstäbchen (Abb. 41) gesehen. Die einzelnen

Stäbchen waren immer annähernd gleichlang, sowohl im zusammengehörigen Paar als auch in den verschiedenen Zellen. Die zusammengehörenden Stäbchen bilden sehr verschiedene Winkel miteinander, doch so, daß sie sich am Winkelscheitel fast berühren, woraus man wohl auf eine Zentrodesmose schließen darf. Das Doppelstäbchen liegt stets dem Kern recht nahe, wobei dieser an der bebetreffenden Stelle eine kleine Delle besitzen kann (Abb. 41a). Eine Zentrierung des Protoplasmas habe ich bisher nicht beobachtet. Überhaupt läßt das ziemlich dichte Protoplasma, von gelegentlichen Vakuolen (s. Abb. 39 links, 40 b und c, 41) abgesehen, keine besonders auffallende Struktur erkennen, wenigstens bei den angewandten Methoden.

Häufig genug sind jedoch, wie auch ich konstatieren konnte, Protoplasmaeinschlüsse vorhanden, und zwar handelt es sich um rote und weiße Blutkörperchen. Auf die ersteren brauche ich nicht weiter einzugehen, da sie ja von verschiedenen Seiten in den Blutcapillaren der Leber in Zellen eingeschlossen gefunden wurden, so besonders von *Kupffer* (1899) nach Bluttransfusion beim Kaninchen. Auf Grund meiner Erfahrungen besteht für mich kein Zweifel, daß alle diese Zellen ausschließlich Endocyten waren, nicht aber Endothelzellen. Ich habe drei Zellen vom Menschen mit je einem roten Blutkörperchen abgebildet (Abb. 40c und e, und Abb. 41c). Vergleicht man die beiden Abbildungen 40c und e mit den Abb. 40b und d (alle vier stammen aus demselben Gesichtsfeld von einem Präparat, das mit Aurantia nachgefärbt war), so sieht man, daß die Einschlüsse genau so aussehen (im Präparat orange) wie die roten Blutkörperchen. In Abb. 41c ist das rote Blutkörperchen durch Eisenhämatoxylin schwarz gefärbt, wie alle anderen im übrigen Präparat.

Leukocyten habe ich bei Mensch, Rhesus und Hund oft als Einschluß gefunden. Abb. 43 (Rhesus) zeigt einen solchen mit gelapptem Kern, der noch gut färbbar (Alauncochenille) war. Abb. 44 (ebenfalls Rhesus) zeigt einen aufgenommenen Leukocyten, dessen Kern nicht mehr den Farbstoff angenommen hatte, aber noch deutlich die Umrisse erkennen läßt. Die Abbildungen 50 und 51 (Hund) zeigen ganz die gleichen Verhältnisse wie in den Affenpräparaten, d. h. einen frisch aufgenommenen (Abb. 50) und einen mit unfärbbar gewordenem Kern (Abb. 51). In allen Fällen handelte es sich wohl um die gleiche Leukocytenart. Ich habe sie nie anders als kugelrund gefunden, so daß man annehmen darf, daß sie gleich nach der Aufnahme getötet wurden oder gar vorher schon tot oder doch moribund waren.

Die Frage, wie die Zellen aufgenommen werden, habe ich nicht entscheiden können. Es ist wohl kaum anzunehmen, daß die Leukocyten, die doch mit dem Blut fortgerissen weredn, aktiv in die Endocyten eindringen, obschon es Beispiele gibt, wo dies stattfindet. Ich erinnere nur an die Eizellen, wobei es jedoch sehr fraglich ist, ob diese beim Eindringen des Leukocyten noch lebensfrisch und gesund sind, ferner an die Belegzellen, wo dies auch beobachtet wurde. Aber mit Rücksicht auf die Erythrocyten, bei denen doch ein aktives Eindringen vollständig ausgeschlossen ist, darf man auch für die Leukocyten auf ein passives Verhalten, also auf echte Phagocytose seitens der Erythrocyten schließen.

Wie diese eingeleitet wird, wäre ebenfalls noch genauer festzustellen. Vielleicht werden die Blutzellen durch den Blutstrom in Spalten zwischen den Endocyten und dem Endothelrohr getrieben, dort eingeklemmt und von dem Protoplasma der ersteren umflossen. In Abb. 42 (Rhesus) sehen wir einen Leukocyten in einer solchen Situation, und zwar schon platt gedrückt. Man sieht, wie der Endocyt sich zu beiden Seiten des Leukocyten oder wohl richtiger gesagt um den ganzen Leukocyten herum (es ist ja ein Schnittbild) in die Rinne zwischen demselben und der Capillarwand hineinmodelliert, so daß der Leukocyt schon in einer ziemlich tiefen Delle des Endocyten steckt. Ein vollständiges Einverleiben wäre wohl in kurzem bewerkstelligt worden. Es ist nicht ausgeschlossen, daß die Endocyten trotz ihrer Befestigung mit den Fortsatzenden an der Capillarwand doch durch Kontraktion eines oder mehrerer Fortsätze ihre Lage im Lumen der Capillare verändern und sich in wechselnder Richtung gegen die Gefäßwand drängen könnten, was die Aufnahme von Beutezellen erleichtern könnte. Hierbei könnte eine stärkere aktive Verengerung der Capillare eine nicht unwesentliche Rolle spielen, da, wie wir weiter unten in einem besonderen Kapitel eingehend erörtern werden, die nötigen Einrichtungen gut ausgebildet sind.

Daß die Endocyten auch andere belebte und unbelebte, im Blute schwimmende, evtl. injizierte Fremdkörper wie Tuschekörnchen, Kohlepartikelchen (bei Anthrakosis der Lungen), Indigo, Carmin, Zinnober, kolloidale Metalle, Pigment (bei Melanämie infolge chronischer Malaria), Fetttröpfchen, abgetötete Tuberkelbacillen usw. aufnehmen und selbst erkranken können (z. B. fettige Degeneration allein bei Diabetes oder zusammen mit den Leberzellen bei Fettembolie) ist durch zahlreiche Mitteilungen bekundet. Doch wird man aus denselben nicht recht klug, um welche Zellenart es sich dabei handelt resp., wenn von „Sternzellen" die Rede ist, wohin sie zu verlegen sind. Ich habe deshalb selbst bei einem erwachsenen gesunden Hund 20 Minuten vor der Tötung langsam mit physiologischer Kochsalzlösung vermischte Perltusche durch die Pfortader injiziert und dann kleinere, durch glatten Rasiermesserschnitt abgetrennte Stückchen in Alkohol fixiert[1]). Die Untersuchung der Tusche unter dem Mikroskop mit Ölimmersion ergab eine äußerst feine Pulverisierung der Kohle, so fein, daß die Partikelchen eben an der Grenze der Sichtbarkeit lagen. Es zeigte sich nun, daß „Sternzellen", die aber in den meisten Fällen sicher als Endocyten diagnostizierbar waren (Abb. 49 u. 50) und im Lumen der Capillaren lagen, die Tuschekörnchen aufgenommen hatten, allerdings in etwas ungleicher Weise. Ich habe für die Zeichnungen solche Zellen ausgesucht, welche nicht zu voll gepfropft waren. Dieselben lehren nun, daß im allgemeinen die aufgenommenen Massen sehr ungleich und, wie es scheint, regellos verteilt und gruppiert sind bis in die feinsten Ausläufer hinein. Dies spricht wohl dafür, daß die gesamte Zelloberfläche dazu befähigt ist, Fremdkörper aufzunehmen.

Man bemerkt aber noch eine Eigentümlichkeit, welche mit meiner Angabe, daß ich die Körnchen in der Tusche unmeßbar fein gefunden habe, im Widerspruch zu stehen scheint: Die stets kugelrunden Tuschemassen schwankten sehr in der

---

[1]) Ich konnte die weiter oben angegebene Injektionsanordnung in diesem Fall nicht anwenden, da ich erst während eines bei dem Hund vorgenommenen physiologischen Versuchs durch Herrn Kollegen *Asher* ins Physiologische Institut gerufen wurde, so daß ich nicht größere Vorbereitungen treffen konnte. Übrigens hat die Injektion vollständig genügende Resultate ergeben.

Größe, was besonders in der Abb. 50 hervortritt. Nun zeigen die Abb. 49—51, welche ich so sorgfältig wie möglich gezeichnet habe, daß diese Kugeln durchaus nicht solide sind, sondern eine helle Mitte besitzen. Es scheinen demnach die Tuschepartikelchen an der Oberfläche von verschieden großen Tröpfchen oder Vakuolen zu sitzen, und zwar so dicht zusammengedrängt, daß es mir unmöglich war, die einzelnen Körnchen optisch voneinander zu trennen. Welcher Art der Inhalt der Hohlkugeln ist, kann ich nicht angeben.

In aufgenommene Leukocyten waren die Tuschekörnchen nicht gedrungen, wohl aber fand ich vereinzelte freie Leukocyten, welche solche in geringer Menge enthielten (Abb. 50, rechts). Weder in unzweifelhaften Endothelzellen noch in extravasculären Zellen habe ich eine Spur von Tuschekörnchen nachweisen können.

Es geht aus dieser Untersuchung hervor, daß die Tuschepartikelchen außer von einigen wenigen Leukocyten mit gelapptem Kern von den typischen Endocyten durch Phagocytose aufgenommen worden sind, und daß bei den verschiedenen Angaben anderer Autoren es sich wohl um die gleichen Zellen handelt. In Abb. 51, bei welcher eine Zelle, die einen Leukocyten und Tuschekörnchen zugleich enthält, aber überall platt der Capillarwand anliegt, unterscheidet sich diese in jeder Hinsicht so sehr von der gegenüberliegenden Endothelzelle, daß sie kaum anders wie als Endocyt aufgefaßt werden kann.

Wir haben gesehen, und *v. Kupffer* hat es auch erfahren, wie schwer oft die Endocyten von dem Endothelrohr optisch zu trennen sind. Da fragt es sich nun, wie findet überhaupt die Verbindung statt? Eine befriedigende Antwort kann ich darauf nicht geben und muß mich darauf beschränken, verschiedene Möglichkeiten anzugeben. Zunächst können die Endocyten an den Berührungsstellen ohne Grenze in das ungeteilte Endothelrohr übergehen, d. h. alle zusammen bilden eine von einem Kanalsystem durchsetzte Protoplasmamasse mit eingestreuten Kernen, also das ganze Capillarsystem eines Leberläppchens wäre ein schwammartiges, die Enden der Pfortaderäste mit der Zentralvene verbindendes Syncytium oder ein hohles Maschenwerk oder Gerüst, in dessen Maschen die sezernierenden Epithelzellen steckten, und in dessen labyrinthartigen Hohlräumen das Blut fließt.

Eine zweite Möglichkeit wäre die, daß das Endothelrohr zwar ein Syncytium wäre, die Endocyten aber darin als distinkte Zellindividuen mit dessen Innenseite in Kontakt ständen, evtl. mit ihm verkittet wären.

Als dritte Möglichkeit könnte die Annahme gelten, daß beides, Endothelrohr und Endocyten, aus distinkten Zellen beständen. Dabei könnten dann die Endocyten an der Innenfläche der Endothelzellen angekittet sein oder aber sich mehr oder weniger zwischen die Endothelzellen einschieben, also auch bis zu einem gewissen Grade an der Bildung der Wand teilnehmen.

Die Frage, ob das Endothelrohr ein Syncytium sei, haben wir weiter oben (I, 3) im negativen Sinne beantworten zu sollen geglaubt. Für die Selbständigkeit der Endocyten sprechen, um es kurz zu wiederholen: ihre eigenartige, scharf circumscripte Gestalt; der Umstand, daß sie oft durch mehr oder weniger kräftige, mit den Enden an dem Endothelrohr befestigte Fortsätze mitten im Gefäßlumen schwebend gehalten werden; daß im optischen Querschnitt erscheinende Fortsätze trotz dichter Anlagerung an die Wand doch auf größere Strecken drehrund

und scharf gegen das Endothelrohr abgegrenzt erscheinen können; daß der Kern größer, länger, im Querschnitt rundlicher und heller erscheint als derjenige der Endothelzellen; daß das Mikrozentrum der Endocyten aus zwei ziemlich langen Stäbchen, dasjenige der Endothelzellen, selbst der von der gewöhnlichen Form so sehr abweichenden, in den venösen Capillaren der Milz und der Lymphfollikel aus zwei drehrunden Zentriolen besteht; daß in den Endocyten häufig aufgefressene Blutzellen und etwa injizierte Fremdkörper enthalten sind, in den Endothelzellen aber nicht.

Führen wir uns alles das, was bis heute über die Endocyten der Lebercapillaren bekannt geworden ist, noch einmal vor Augen, so geht jedenfalls das daraus hervor, daß sie sowohl für die normale wie die pathologische Physiologie von großer Bedeutung sind. Sie bilden eine Sanitätspolizei, welche alle etwa von der Magen- und Darmschleimhaut, und zwar von der Kardia bis zum Endgebiet der A. und V. haemorrhoidalis superior aufgenommenen und in die Blutcapillaren gelangten Eindringlinge, wie Bakterien oder auch unbelebte Fremdkörper, aus dem Kreislauf entfernt, also für das Pfortaderblut die gleiche Rolle spielt wie die in den Lymphsinus sitzenden Phagocyten für die von der Peripherie kommende Lymphe. Das vom unteren Abschnitt des Rectums kommende Blut, das ja direkt zur V. cava inferior gelangt, wird keinem Reinigungsverfahren unterworfen, so daß von hier aus eher die Möglichkeit der Selbstinfektion besteht.

III. Die contractilen Elemente der kleinsten Blutgefäße.

1. Historisches.

Man hatte früher die Vorstellung, und manche haben sie noch jetzt, daß die glatten Muskelfasern der Arterien gegen die Capillaren hin allmählich spärlicher werdend schließlich ganz aufhören und erst bei schon stärkeren Venen (nach *V. v. Ebner* bei 45 μ, nach *P. Jacques* [1901] erst bei 100 μ Dicke) sich wieder einstellen sollen. Gleichwohl hatte man schon in den sechziger Jahren des vorigen Jahrhunderts Verengerung und Erweiterung der Capillaren besonders beim Frosch nach elektrischen und anderen Reizungen beobachtet und auch Kontraktionserscheinungen am Protoplasma der Endothelzellen selbst zu beobachten geglaubt, wobei bald das gesamte Protoplasma *(Stricker)*, bald nur der protoplasmareichere kernhaltige Abschnitt (*Golubews* „Spindelelemente“) beteiligt sein sollte (*Golubew, Tarchanoff* 1874).

Nun hat 1873 *Rouget* an den Capillaren der Membrana hyaloidea des Froschauges eigenartige, verzweigte Zellen entdeckt, welche in regelmäßigen ununterbrochenen Reihen den Capillaren entlang ziehen und sie mit ihren zahlreichen Fortsätzen umgreifen. Er hat sie als contractile Elemente erklärt.

Daß glatte Muskelfasern von der gewöhnlichen Spindelform abweichen und mehr oder weniger verzweigt sein können, wußte schon *Kölliker* im Jahre 1849. Er bildete auch solche Abweichungen von der gewöhnlichen Form ab (Arcus aortae und Schenkelvene vom Pferd, schwangerer Uterus des Menschen). Auch sind verzweigte drei- und mehrstrahlige glatte Muskelfasern durch *Flemming* in der Blase vom Frosch, Triton und Salamander beobachtet worden.

Untersucht man kleine, aus der Pia mater des Menschen ausgerissene Arterienbäumchen, so kann man sich überzeugen, daß auch hier, und zwar besonders an Gabelstellen drei- und mehrstrahlige Muskelfasern mit gegabelten, gelappten und gar doppelten Kernen häufig genug vorkommen. Die in der Abbildungengruppe 52 wiedergegebenen Kernformen stammen aus einem gewöhnlichen mit Hämalaun und Eosin gefärbten Kurspräparat.

Das die glatten Muskelfasern nicht nur der Form, sondern auch von der Größe nach beträchtlich variieren, hat ebenfalls *Kölliker* in der oben angeführten Arbeit gezeigt. Können sie doch im Ductus deferens eine Länge von 560 μ erreichen, während dieselbe in der Aorta bis 22 μ herabsinken kann. Auch in der Anordnung kommen Absonderlichkeiten vor. *Lister* (1857) hat an Arterien des Frosches Muskelfasern $2^1/_2$mal um das Gefäß herumgehen sehen. Ich habe beim Menschen Ähnliches beobachtet (Abb. 53—55, alle von kleinen Herzarterien des Menschen). Auch kann an einer Arteriengabel eine Faser sich S-förmig um beide Gabeläste schlingen (Abb. 56).

P. Mayer hat bei einer besonderen Rasse von Raja asterias die glatte Muskulatur an kleinen Gefäßen Sphincteren bilden sehen, die in kleineren oder größeren Abschnitten auf das Endothelrohr wie Perlen auf die Schnur gereiht waren. Nach *Piana* (1893) haben die Wurzeln der Pulmonalvenen und der V. portae bei Equus und Bos ebenfalls solche Muskelringe. Diese liegen unmittelbar auf dem Endothel und sind durch schräge Fasern miteinander verbunden. In der Lunge des Rindes sollen die Sphincteren schon an den aus dem Capillarnetz hervorgehenden kleinsten Venen auftreten. Im Darm vom Pferd sollen sie im Bereich der Muscularis muscosae und in der oberflächlichen Lage der Submucosa zu finden sein.

Ich kann diesen Befund für den Darm des Pferdes aus eigener Erfahrung bestätigen. So zeigt Abb. 57a und b eine Vene aus dem Dünndarm und 58 aus dem Dickdarm eines älteren Pferdes. Alle drei zeigen eine, wenn auch nicht absolute, so doch annähernde Regelmäßigkeit in der Anordnung der Sphincteren (meist im Querschnitt, da die Venen längs getroffen sind). Doch variiert ihr Querschnitt sehr; so sind sie in Abb. 57a breit und platt und stehen einander nahe, während sie in Abb. 58 mehr abgerundet erscheinen und weiter voneinander liegen; Abb. 57b hält die Mitte zwischen beiden.

Ein weiteres Beispiel von Sphincterbildung, das noch nicht bekannt zu sein scheint, kann ich noch anführen; es betrifft dies die Leber des Hundes, und zwar die kleineren Äste der Venae hepaticae (Abb. 59 und 60). Abb. 59 gibt den Teil eines Längsschnittes wieder. Ein besonders kräftiger Sphincter liegt genau an der Abgangsstelle eines kleinen Seitenästchens. Die Stelle ist in Abb. 60 (Rekonstruktion eines größeren Stückes des gleichen Gefäßes aus einer Schnittserie) bei a leicht wieder zu finden. Das Ästchen geht durch einen Spalt im Sphincter und wird hier bei dessen Kontraktion mit komprimiert. Die Intervalle zwischen den Sphinkteren sind hier etwas verschieden, so daß bei größerer Distanz die ampullenartigen Erweiterungen des Endothelschlauches auch weiter vorragen. Man wird unwillkürlich an den Dickdarm erinnert. Weiter möchte ich auf die Verhältnisse der eigentlichen glatten Muskelfasern der Blutgefäße in dieser Arbeit nicht eingehen.

Schon bei der Besprechung der „Sternzellen“ der Leber haben wir darauf hingewiesen, daß anfangs in der Literatur vielfach von Zellen die Rede war, welche außen den Capillaren angelagert sein sollten; doch war von Contractilität nicht die Rede, wohl aber von Phagocytose. Diese Zellen wurden dann von *Kupffer* als Bestandteile des Endothelrohrs erklärt. Nun ist die Leber eines der ungünstigsten Objekte, um nach etwa vorhandenen extravasalen Zellen zu fahnden. Dagegen ist ein anderes Objekt für das Studium dieser Frage recht wichtig geworden, nämlich die Membrana hyaloidea der Fische und Amphibien, besonders des Frosches. Hier handelt es sich um eine dünne Membran mit verhältnismäßig spärlichen Zellen und ohne deutlich erkennbare Gewebsfasern. In ihr breitet sich ein einfaches Capillarnetz mit zuführenden Arterien und ableitenden Venen in einer Schicht aus. Auch ist das Objekt bei einiger Sorgfalt leicht zu gewinnen.

Schon im Jahre 1868 hat *Iwanoff* über diese Gefäße berichtet und vielleicht die oben erwähnten *Rouget*schen Zellen oder doch ihre Kerne gesehen. Es scheint ihm auch gelungen zu sein, in die Spalten, in denen diese Zellen liegen, injizierte Partikelchen zu bringen. Er bemerkt darüber: „Die Capillaren der Hyaloidea des Frosches sind von einer sogenannten Adventitia capillaris umgeben, dieselbe sendet Ausläufer oder Fortsätze aus, durch welche verschiedene Capillargefäße gleichsam untereinander in Verbindung gesetzt werden.“ — — „Wenn man die Gefäße der Hyaloidea solcher Frösche, denen man zuvor im Laufe eines Monats alle 4—5 Tage eine konzentrierte Suspension von Zinnober (jedesmal ungefähr einen Dessertlöffel voll) in die Lymphsäcke injizierte, untersucht, so sieht man jedes Capillarrohr von einem dichten Netz umsponnen, welches in Art eines Kanals, dessen Durchmesser den des Capillarrohrs oft um das Doppelte übertrifft, das Gefäß von allen Seiten umgibt.“ Die Wandung dieses Kanals sollen Kerne enthalten, neben welchen Ausläufer ihren Ursprung nehmen, durch welche die zirkumvasculären Netze benachbarter Gefäße miteinander in Verbindung stehen. Da er keine Abbildungen gibt, läßt sich nicht feststellen, wie das Netz zu deuten ist.

C. J. Eberth (1871) beschreibt ebenfalls und bildet sternförmige Zellen ab, welche die Glaskörpergefäße mit ihren Ausläufern umspinnen. Sie sollen der Gefäßwand dicht anliegen. Er gibt zwei Abbildungen, in welchen allerdings umspinnende Zellen gezeichnet sind, doch weichen sie in der Form so sehr von den *Rouget*schen Zellen ab, daß es zweifelhaft ist, ob es sich um dieselben handelt. In der dritten Abbildung ist das Endothelrohr losgelöst gezeichnet, man sieht zwei Kerne in der die „Advenditia“ markierenden Linie. Es kann sich hier wohl um die Kerne von *Rouget*schen Zellen handeln. Auch an den gröberen Capillaren, Arterien und Venen des Hirns, Rückenmarks und der Retina des Menschen sei eine ähnliche kernhaltige Membran als äußerste Bekleidung vorhanden. Er nennt die Schicht „äußeres Gefäßepithel“ oder „Gefäßperithel“.

E. Hering (1871) sagt bei der Besprechung der Leber nur: „Kernhaltige Gebilde, welche zuweilen den Capillaren äußerlich aufliegen, pflegt man als Bindegewebskörperchen zu deuten.“

Wir haben schon eingangs dieses Abschnittes festgestellt, daß *Rouget* (1873) zuerst von besonderen contractilen Elementen an den Capillaren gesprochen hat. Da seine Untersuchungen grundlegend sind und wir uns mit den fraglichen Elementen zu beschäftigen haben werden, wollen wir ihn etwas ausführlicher zu Worte kommen lassen. Er untersuchte Froschaugen, welche er in Amniosflüssigkeit, der Spuren von Carbolsäure zugesetzt waren, macerierte, und erhielt nach 12—18 Stunden eine Trennung des Endothelrohrs und der „Tunique adventice“. Er fand zunächst, daß: „1. Tous les vaisseaux de l'hyaloïde, y compris les plus petits capillaires, jusqu' aux troncs artériels et veineux inclusivement, sont revêtus dans tout leur parcours d'une gaîne, continue comme le système vasculaire lui-même;

2. Cette gaîne ne se compose pas dans certaines parties, d'un réseau de ramifications cellulaires, dans d'autres, d'une membrane amorphe à noyaux, mais partout elle comprend à la fois une membrane amorphe sans noyaux et un réseau de ramifications cellulaires.“ Es handelt sich um Capillaren von 0,03 mm Durchmesser. Das Zellnetz soll folgendermaßen beschaffen sein (wörtlich übersetzt): „Bläschenförmige, ovoide Kerne, nach der Gefäßachse gerichtet, umgeben von einer Protoplasmazone, von wo verästelte Ausläufer ausgehen; die einen, welche dem Kernrand entsprechen, ziehen quer zum Rand des Gefäßes, welches sie umgreifen, um sich mit ähnlichen Fortsätzen der anderen Seite zu vereinigen und vollständige Ringe um das Gefäßrohr zu bilden; die anderen Fortsätze, welche den Kernenden entsprechen, ziehen zuerst schräg zu den zunächst gelegenen Rändern der Rohrscheide und biegen um, um andere Ringe zu bilden; von der Spitze des ovoiden Endes eines jeden Kernes geht ein längerer, nach der Achse des Gefäßes gerichteter Fortsatz aus, von welchem sich nacheinander Fäden in querer Richtung abzweigen wie die Bärte einer Feder; diese bilden wie die vorhergehenden mit ihren gleichartigen perivasculäre Ringe. Führen wir hier einen sehr wichtigen Punkt an, daß, obgleich mehrere dieser Fäden Anastomosen zu den benachbarten Fortsätzen senden oder ein anfangs einfacher Fortsatz sich in der Folge in zwei teilt, ihre allgemeine Anordnung in Reihen von aufeinanderfolgenden Ringen eine Regelmäßigkeit und eine Symmetrie zeigen, welche man gewöhnlich nicht bei plasmatischen Zellen der Bindegewebe findet.“ Dieses Netz soll durch eine amorphe, röhrenförmige Membran verkleidet werden, welche die Maschen des Netzes ausfüllt und sich in die Membrana hyaloidea fortsetzt.

Nach den Arterien und Venen zu sieht er die beschriebenen kernhaltigen Bestandteile des Netzes, Zwischenformen bildend, allmählich in die Muskelfasern übergehen.

Er hält es nicht für unmöglich, daß die beschriebenen Gebilde „mit dem besonderen Modus von Contractilität, welche dem Protoplasma zukommt“, ausgestattet sind.

In der Allantois von Schafembryonen, bei erwachsenen Säugern, in der Retina und dem Fettgewebe von Nagern will er bei ganz kleinen Capillaren an der Außenseite Kerne in einer kleinen Protoplasmaansammlung gesehen haben, doch sei ihre Bedeutung noch aufzuklären.

Die Abbildungen, welche *Rouget* gibt, sind bis jetzt die einzigen geblieben, welche überhaupt von den fraglichen Zellen existieren, indem selbst *S. Mayer* (1902), der nach *Rouget* dieselben am eingehendsten behandelte, nie eine Abbildung publiziert hat.

Im Jahre 1886 gelang es mir, durch Injektion von $^1/_2$%iger Argentum-nitricum-Lösung vom Herzen aus an den Glaskörpergefäßen einer Rana esculenta das negative Bild der *Rouget*schen Zellen zu erhalten, indem die Zellen selbst das Silber nicht aufnahmen, sondern nur die umgebende, dem Endothelrohr unmittelbar angelagerte Grundsubstanz. Es zeigten sich, und zwar nur auf der Glaskörperseite der Gefäße, in ziemlich regelmäßiger Weise langgestreckte etwas zackig konstruierte Aussparungen, von denen seitlich Querfortsätze ausgingen, die sich häufig gabelten. Daneben bildete ich eine kleine Arterie ab, an der ebenfalls solche Aussparungen zu sehen sind, welche in ihrer Form Übergänge darstellen zwischen den die Capillaren umgreifenden Zellen und den gewöhnlichen glatten Muskelfasern. Es gelang mir dann, durch Injektion von Carminleim in die Blutgefäße an der äußeren Oberfläche des Gefäßrohrs rote Figuren zu erhalten, welche in ihrer Form ganz mit den hellen Figuren der Silberpräparate übereinstimmten. Ich bemerkte u. a. dazu: „Die Carminfiguren erkläre ich mir nun so, daß ein Teil der Gelatine in diese Safträume eingedrungen ist, soweit er darin noch neben den Zellen und deren Ausläufern Platz fand; die Zellen selbst und deren Kerne wurden dabei gefärbt. Aber die roten Figuren bedeuten demnach mehr als gefärbte Zellen; sie entsprechen den letzteren plus einem dünnen Leimmantel, der sie einhüllt." Ferner: „Das Gefäßrohr ist an seiner Außenseite mit der anstoßenden Grundsubstanz fest verkittet, und nur da, wo die letztere durch die durch das Silber markierten Saftlücken unterbrochen ist, ist die Gefäßwandung frei. In diese Räume ist das Extravasat oder richtiger Filtrat direkt hineingetreten und bildet einen Ausguß derselben, ohne jedoch durchweg in die feineren Kanälchen gelangt zu sein. Wäre ein ununterbrochener Lymphraum um das Gefäß vorhanden, dann müßte sich, vorausgesetzt, daß alle Teile der Gefäßwandung für das Filtrat gleich leicht passierbar wären, anstatt der scharf markierten Figuren ein gleichmäßiger roter Mantel um das Gefäß herum vorfinden. Das ist aber doch nicht der Fall." Ich besitze das Präparat noch und werde später noch einmal darauf zurückkommen.

Prenant (1886) meint in einem Referat über meine Arbeit, die Injektionsmasse sei in unverändertem Zustand durch Risse in dem Endothelrohr ausgetreten und habe so die in den Saftlücken gelegenen Zellen eingehüllt. Dies kann jedoch nicht richtig sein, denn es ließe sich dadurch unmöglich der große Unterschied in der Färbungsintensität zwischen dem dicken, ganz hellen Gefäßinhalt und der dünnen, die Zellen umhüllenden, dunkelroten Masse erklären.

Ranvier (1894) hat in den Dünndarmzotten der Ratte durch Injektion von Arg.-nitricum-Lösung zwar keine Zellgrenzen im Endothelrohr nachweisen können, „mais sous l'influence de ces réactifs j'ai vu s'y dessiner un réseau ménagé en blanc sur fond noir qui correspond à un réticulum protoplasmatique". Er deutet diese Bilder als Plasmastruktur der Endothelzellen. Die Beschreibung stimmt jedoch so sehr mit meinen Silberbildern in der Membrana hyaloidea und anderen Organen, daß ich nicht anstehe, sie im gleichen Sinne zu deuten.

S. Mayer (1894) bespricht die bis dahin erschiene Literatur über die Membrana hyaloidea, bringt aber nichts Neues.

Berkley (1893) wandte die *Golgi*-Methode auf die Leber des Kaninchens an und spricht von sternförmigen Bindegewebszellen, die mit der Adventitia der Blutgefäße zusammenhängen sollen, und von perivasculären Zellen. Diese sollen mit ihren kurzen Ausläufern etwa so groß sein wie die Leberzellen. Es scheine, daß sie ihren granulierten Inhalt aus den Blutgefäßen, an deren Wand sie liegen, durch Resorption aufnehmen. Sie sind also nach ihm *Kupffer*sche Sternzellen in der ältesten Auffassung. Er bildet sie auch ab. Es sind höchstens drei kurze, spitze und dünne Ausläufer an einer Zelle sichtbar. Teilweise sind es undefinierbare Massen. Vergleicht man sie mit meinen die Blutcapillaren der Leberläppchen umspinnenden Zellen darstellenden Figuren, so wird man nicht die geringste Ähnlichkeit finden.

A. S. Dogiel (1895) spricht ebenfalls von umspinnenden Zellen in der Leber des Hundes. Es sind „besondere sternförmige Zellen, wobei sehr deutlich zu sehen ist, wie diese den Wänden der Capillaren, welche sich in den Leberläppchen verzweigen, anliegen und dieselben mit ihren Fortsätzen umflechten". In einer weiteren Arbeit (1889) berichtet er über sternförmige Zellen, die unter anderem auch Blutgefäße umspinnen. Er rechnet sie unter die Bindegewebszellen.

Von besonderem Interesse für uns ist eine Arbeit von *S. Mayer* aus dem Jahre 1902, in welcher er über seine eigenen Erfahruugen über die *Rouget*schen Zellen berichtet. Er hat unter anderem Frösche und Salamander mit Methylenblau und Violett B gefüttert. Mit Methylenblau intra vitam angewendet, kommen glatte Muskelfasern oft überraschend gut zur Darstellung, wie ich selbst an den *P. Meyer*schen Sphincteren bei Raja asterias erfahren habe. Ich sah sie einmal bei schwacher Vergrößerung durch das ganze Gesichtsfeld wie kleine Knäuel zu Hunderten auftreten, ohne daß sich irgend etwas anderes gefärbt hätte. *S. Mayer* erhielt die *Rouget*schen Zellen bei Rana esculenta und Salamandra mac. im Darm und der Blase. Er sagt darüber S. 447: „Bei dem Übergange der echten Capillaren nach den größeren Gefäßen der arteriellen und venösen Seite zu, an denen glatte Muskelfasern in mehr oder minder von der Spindelform abweichende Formationen schon lange bekannt sind, schwinden an der Wandung der echten Capillaren, an welcher wir auf Grund eigener Untersuchungen und in Übereinstimmung mit früheren Angaben eine Endothelhaut und eine strukturlose Grundhaut als Bestandteile annehmen, die Muskelfasern nicht, wie bis jetzt als Dogma aufgestellt wurde. Es liegen vielmehr diskontinuierlich der Grundhaut außen Gebilde aufgelagert, deren Kerne parallel der Längsachse der Capillare angeordnet sind, und deren zugehörige Zellsubstanz sozusagen ausgeflossen ist, derart, daß sie mit feinen, senkrecht vom Kern ausstrahlenden und sich öfters teilenden Fädchen das Gefäßröhrchen wie Faßreifen umspannt." Er sagt dann noch: „Wegen der geringen Dimensionen erscheinen die Capillaren des Menschen und der Säugetiere a priori als minder günstige Objekte; vor der Hand habe ich von den letzteren daher abgesehen."

E. Steinach und *R. H. Kahn* (1903) untersuchten ausgeschnittene durchsichtige Gewebe vom Frosch, von der Katze und dem Meerschweinchen, wendeten jedoch nur physiologische Methoden an und haben selbst die contractilen Elemente der Capillaren gar nicht darzustellen versucht. Sie kopieren nur die *Rouget*schen Figuren, weshalb wir an dieser Stelle auf ihre Angaben verzichten können, müssen jedoch später bei der Besprechung der Bedeutung unserer eigenen Befunde uns mit der Arbeit beschäftigen.

R. Tigerstedt (1907) hat die Wichtigkeit der *Rouget*schen Entdeckung wohl erkannt und spricht von ihr, auch bildet er seine Figuren ab. Er verweist dann auf die Untersuchungen von *Steinach* und *Kahn*, deren Darstellung er sich anschließt.

Im Jahre 1910 habe ich in der Versammlung der Schweizerischen Zoologischen Gesellschaft perivasculäre contractile Zellen an Capillaren vom Menschen und von verschiedenen Säugern demonstriert.

Rauber-Kopsch (1920, 3. Bd.) bemerkt S. 235: „Nach *S. Mayer* besitzen aber auch die Capillaren einen diskontinuierlichen Belag von verzweigten glatten Muskelfasern.“ Auch führt er *Stricker* an.

J. Schaffer (1920) führt ebenfalls die Befunde von *Rouget* und *S. Mayer* kurz an und fährt fort: „Tatsächlich ist das lange bekannte Vorkommen feinster knopfförmiger Nervenenden an den Capillaren nur verständlich, wenn man das Vorhandensein contractiler Elemente annimmt, seien diese nun protoplasmatische Zellen der Innenwand oder wirkliche Muskelzellen.“

Indem ich nun zu den eigenen Untersuchungen über capillarumspinnende Zellen übergehe, möchte ich vorausgehend bemerken, daß ich diese künftighin samt ihren Übergangsformen zu den glatten Muskelfasern „*Pericyten*“ nennen werde. Wir müssen dann noch ohne scharfe Grenze unterscheiden: „*Präcapillarpericyten*“ an den ins Capillarsystem übergehenden letzten Arterienenden, „*Capillarpericyten*“ an den Capillaren im engsten Sinne und „*Postcapillarpericyten*“ an den Venenanfängen bis dahin, wo die Venen wieder mit regelrechten, spindelförmigen, glatten Muskelfasern versehen sind.

2. Die Pericyten der Amphibien.

Ich habe dieselben beim Frosch und der Kröte untersucht, nämlich an den Gefäßen der Glaskörperhaut, der Harnblase und der Lungen, und zwar teils die Zellen selbst (Glaskörperhaut), teils ihre negativen Bilder, d. h. hellere Figuren auf dunkelbraunem Grunde nach Injektion einer Lösung von $AgNO_3 + HNO_3$ (*Dekhuyzen*). Auch mein altes Injektionspräparat von 1886 habe ich einer neuen sorgfältigen Untersuchung unterzogen.

Die Pericyten selbst lassen sich in der Membrana hyaloidea ziemlich leicht erkennen. Ich verfuhr folgendermaßen: Einlegen der ganzen Augäpfel in 2%ige Kalibichromatlösung auf wenige Stunden; zirkuläre Durchschneidung der Sclera mit der Chorioidea etwas hinter der Sclera-Cornealgrenze, wobei der von der Retina abgelöste Glaskörper mit der Glaskörpermembran am vorderen Bulbusstück hängen bleibt; vorsichtiges Abtrennen des Glaskörpers vom Corpus ciliare und der Linse unter Wasser; kreuzweise einschneiden und ausbreiten der Membran (Glaskörper nach oben) vermittelst feiner Pinsel auf dem Objektträger wie ein Halbtrockenpräparat; definitives Nachfixieren mit Tropfen starken Alkohols; nicht zu schwaches Färben mit Hämalaun. Außer den Kernen färbt sich am kräftigsten eine peripher vom Endothelrohr gelegene und dasselbe vollständig umhüllende Verdichtung der Glaskörpermembran, eine Art Basalmembran, von der aus zahlreiche feine Fädchen einzeln und in Büscheln ausgehen, um sich gewöhnlich in der Glaskörpermembran allmählich zu verlieren. Die Büschel können die Nachbarcapillaren miteinander verbinden (Abb. 61). Man kann nicht erkennen, ob diese Fädchen von der Verdichtungsschicht oder von dem Endothelrohr ausgehen. Ich habe schon weiter oben (I, 5) die Vermutung ausgesprochen, daß sie als „Basalfransen“ der Endothelzellen aufzufassen seien. Es wäre dabei wohl möglich, daß die Fädchen dann noch je von einem röhrenartigen feinen

Fortsatz der Basalmembran umhüllt würden; etwas Bestimmtes vermag ich jedoch darüber nicht anzugeben. Die in Abb. 61 abgebildeten drei Verbindungsstreifen oder Fadenbüschel mögen wohl größtenteils nur von den betreffenden Basalmembranen gebildet sein.

An der vollständigen Capillare (rechts im Bilde) sind nun zwei Capillarpericyten als hellere, verzweigte je mit einem Kern versehene Gebilde in der dunkleren Verdichtungsschicht wohl zu erkennen. Man sieht einen langgestreckten Zelleib von im Mittel 90 μ Länge, der stets längs zum Gefäß verläuft. Ausnahmsweise fand ich eine Länge von 186 μ (Abb. 63). Vom Längsstamm gehen nun jederzeitbis zu 30 (größte beobachtete Zahl bei der eben erwähnten längsten Zelle), zuweilen sich wieder gabelnde feinere Fortsätze aus, welche quer zum Gefäß um dasselbe herumziehen, ohne daß man die äußersten Enden derselben erkennen könnte, welche jedenfalls auf der Retinaseite der Capillarwand liegen müssen. Stellt man auf die Gefäßachse ein, so sieht man deutlich die optischen Querschnitte der Fortsätze in der Verdichtungsschicht dicht an dem Endothel als helle runde Pünktchen. Wie schon *Rouget* angegeben hat, ist die Anordnung der Fortsätze meist eine sehr regelmäßige (Abstand ca. 6 μ), auch gehen die gegenüberliegenden Fortsätze meist genau an derselben Stelle des Hauptstammes ab.

Die Enden der Längsstämme benachbarter Zellen kommen einander ganz nahe, doch konnte ich nicht erkennen, ob sie in irgendeiner Weise miteinander in Beziehungen treten. Einen organischen Zusammenhang der Querfortsätze untereinander habe ich nie beobachtet (gegen *Rouget*).

Der längliche Kern liegt immer in der Mitte des Zelleibes, der wiederum ausnahmslos auf der Glaskörperseite zu finden ist. Daher bilden die einem noch so großen Capillarstück angehörigen Kerne nur eine einzige, von den beiden Seitenkonturen des Capillarrohrs gleich weit entfernte Reihe. Ich konnte dies sehr schön sehen in einem Fall, bei dem ich mit gewöhnlichem Wasser angeriebene Tusche vom Herzen aus injiziert hatte, und das Endothelrohr sich losgelöst und teilweise zusammengeschoben hatte, so daß hier und da eine Strecke weit nur die Verdichtungsschicht mit der Reihe der Pericytenkerne zu sehen war. Sie waren länglich spindelförmig und schienen etwas geschrumpft (Abb. 62).

An Capillargabeln können sich auch die Zelleiber der Pericyten gabeln, so daß sie dann dreistrahlig erscheinen (Abb. 64). Gelegentlich schickt ein Pericyt, wie ich es schon 1886 abgebildet habe, einen Fortsatz zu einer Nachbarcapillare, um sich an ihr auszubreiten. In diesem Fall ist der Hauptteil der Zelle gewöhnlich seitlich gegen die betreffende Nachbarcapillare hin verschoben (Abb. 65).

Gegen die Arterien und Venen hin werden die Pericyten in der Gefäßrichtung kürzer. Die Abbildungen 66—69 (Froschblase, Gefäßinjektion mit Arg.-nitric.-Lösung) und 70—72 (Glaskörperhaut des Frosches, Injektion der Spalten, in welchen die Zellen liegen) zeigen dies deutlich. Der Zellstamm wird dabei in der Gefäßrichtung stets kürzer und breiter. Daß dabei die Zahl der umspinnenden Fortsätze immer kleiner wird, ist begreiflich. An der Blasenarterie (Abb. 66) sind jederseits noch ca. 7 vorhanden. Gerade diese Abbildung zeigt zusammen mit Abbildung 67 (beide gehören zusammen und sind bei + aneinanderhängend zu denken) wie die Gestaltveränderung weitergeht: Die Zellen werden in der Gefäßrichtung so kurz und die umfassenden Fortsätze so breit, daß jederseits nur noch 2 bis 3 vorhanden sind, und der Schritt zu den gewöhnlichen, zirkulär verlaufenden glatten Muskelfasern nur noch ganz klein ist. Damit hört auch die regelmäßige, einseitige Reihenanordnung, welche in Abbildung 66 und 70 noch wohl erkennbar ist, meist auf, doch nicht immer, denn ich habe oft genug an kleinen Arterien die Kerne der typischen glatten Muskelfasern gar auf größere Strecken hin der Gefäßrichtung entsprechend regelmäßige Reihen bilden sehen.

Was bei den Präcapillarpericyten stets auffällt, ist die Parallelität und der zirkuläre Verlauf der Fortsätze im Gegensatz zu den Postcapillarpericyten. Ein solcher Pericyt repräsentiert augenscheinlich eine ganze Gruppe von zirkulären Muskelfasern, und es macht den Eindruck, als ob auch bei den Capillarpericyten die Querfortsätze und nicht der Längsstamm die eigentlichen contractilen Teile der Pericyten bilden müßten.

Geht man nun umgekehrt von den Capillaren gegen die Venen hin vor, so werden die Formen unregelmäßiger. Abb. 71 (zwei Postcapillarpericyten der Glaskörpermembran) zeigt zwar die Gesamtform der Capillarpericyten noch im groben; man sieht aber doch, daß nicht mehr ein einfacher Längsstamm vorhanden ist, sondern daß dieser selbst sich am ungeteilten Gefäßstück zu gabeln beginnt. Allerdings lassen sich die typischen Querfortsätze noch erkennen. In Abb. 68 (Froschblase, Silberinjektion) liegt eine Vene vor, welche etwa doppelt so dick ist als die aus dem gleichen Präparat stammende Arterie in Abb. 66 und 67, und doch welcher Unterschied! Es sind da große sternförmige Zellen zu sehen mit nach allen Richtungen gehenden, mehrmals verzweigten Fortsätzen. Erst die Abb. 69 (gleiches Präparat), welche eine Vene betrifft, die etwa dreimal so dick als die abgebildete Arterie ist, zeigt den Beginn des Bestrebens der Pericyten, sich mehr in die Breite zu strecken. Allerdings sind noch Fortsätze da, welche von der queren Richtung abweichen. Gehen bei entsprechenden Arterien Fortsätze ab, die anfangs von der Querrichtung abweichen, so liegen sie doch bald in diese Richtung um.

Abb. 72 (Vene; Karmininjektion der die Pericyten enthaltenden Spalträume) stammt aus der Glaskörperhaut und ist ziemlich gleich stark wie die Vene in Abb. 69, auch zeigen die Zellen, welche teils nur konturiert, teils vom Karmin eingehüllt sind, den gleichen Charakter.

Ich muß zu allen Abbildungen 63—75 (von Abb. 73—75 wird im Schlußkapitel die Rede sein) noch bemerken, daß sie alle bei derselben Vergrößerung (456fach) gezeichnet sind. Ich sage dies, um auf die Form und die Größenunterschiede der Zellen selbst und der von ihnen bedeckten Fläche aufmerksam zu machen.

Ich habe bisher noch nicht von Abb. 76 (Lungencapillaren, Silberinjektion, Hämalaun) gesprochen, welche von einer Kröte stammt, aber gerade so gut von einem Frosch herrühren könnte, von dem ich ganz die gleichen Präparate erhalten habe. Hier sieht man helle verzweigte Figuren, die im großen ganzen ein Netzwerk darstellen, auf dunkelbraunem, durch Silber gefärbtem Grund. In den stärksten Verbreiterungen liegen etwas unregelmäßig geformte, längliche Kerne, die ziemlich gleichmäßig verteilt sind. Diese Verbreiterungen setzen sich in der Längsrichtung des Gefäßes nach beiden Seiten in einen oft im Zickzack verlaufenden Fortsatz fort, so daß man von einem in der Mitte verbreitertem, kernhaltigen Längsstamm sprechen kann, von dem aus zahlreiche, hauptsächlich in querer Richtung verlaufende, das Endothelrohr umgreifende, zuweilen sich gabelnde Fortsätze ausgehen, die hier und da miteinander anastomisieren.

Oben links greifen Fortsätze durch eine Gefäßmasche hindurch auf eine benachbarte Capillare über. Man sieht, daß auch der zugehörige Kern sich von der Capillare etwas abhebt und nach der Nachbarcapillare hinzielt.

Es liegt außer Zweifel, daß wir es hier mit Capillarpericyten der Lungencapillare zu tun haben, die wie in der Glaskörpermembran stets nur auf einer, und zwar dem Oberflächenepithel abgewendeten Seite des Capillarnetzes liegen. Ob auch die Zellausläufer miteinander anastomisieren, läßt sich nicht erkennen. Jedenfalls darf man dies aus dem Silberbild, das ja ein negatives ist und nur die Intercellularsubstanz des perivasculären Grundhäutchens gebräunt zeigt (mit Hämalaun sind nur die Kerne gefärbt), noch nicht schließen. Es ist mir bisher noch nicht gelungen, die ganzen Zellen positiv gefärbt darzustellen.

Dieser Befund ergänzt das weiter oben (I, 1) über die Verschiedenheit der auf der Epithel- und der entgegengesetzten Seite des Capillarrohrs gelegenen Endothelabschnitte Gesagte: Dadurch, daß die ausgedehntesten, die Kerne enthaltenden Abschnitte des Pericytensystems auf der dem Epithel abgewandten Seite der Capillaren liegen und auf der respiratorischen Seite nur die letzten Enden der Querfortsätze sich befinden, wird dem Gasaustausch möglichst wenig Hindernis in den Weg gelegt.

Im folgenden Abschnitt sind die von Herrn *A. Gurwitsch* unter meiner Leitung ausgeführten Untersuchungen über die Pericyten der Fische, Reptilien und Vögel wiedergegeben.

3. Die Capillarpericyten der Fische, Reptilien und Vögel

von **A. Gurwitsch** aus Riga.

In einer Sitzung der schweizerischen zoologischen Gesellschaft in Bern demonstrierte Herr Prof. *K. W. Zimmermann* (1910) den Blutcapillaren, präcapillaren Arterien und postcapillaren Venen eng angeschmiegte, mehr oder weniger reich verzweigte Zellen aus der Zunge und dem Herzen des Menschen und der Zunge der Katze. Er nannte diese Zellen „Pericyten". Nachdem er nun noch bei einer Anzahl anderer Säuger die gleichen Verhältnisse gefunden hatte, veranlaßte er mich, Fische, Reptilien und Vögel auf die gleichen Elemente des Gefäßsystems zu untersuchen.

a) Technik.

Rouget (1873) macerierte das ganze Froschauge in Aminos-Flüssigkeit, der Spuren von Carbolsäure zugefügt waren, während 12—18 Stunden und färbte dann mit Karmin oder einer Lösung von Fuchsin in schwachem Alkohol. Hierbei trat schon vor der Färbung eine Trennung des Endothelrohres und der „Tunique adventice" ein.

S. Mayer färbte sein Material intra vitam mit Methylenblau und fixierte nachträglich mit pikrinsaurem Ammoniak (1889). Er benutzte schließlich (1902) einen besonderen Kunstgriff: Fröschen, Kröten und Salamandern brachte er mehrere Messerspitzen voll von Methylenblaupulver in die Tiefe der Mundhöhle. Nach ein- bis zweimal 24 Stunden oder noch später wurden die Tiere getötet, wenn sie nicht schon früher zugrunde gegangen waren. Nach Behandlung mit pikrinsaurem Ammoniak in konzentrierter Lösung wurden die Präparate in einem früher beschriebenen Pikringemisch (1889) untersucht. Auch mit Violett B erhielt er von der Harnblase der Salamandra macul., sowie besonders von der Muskulatur der größeren Blutgefäße nach Behandlung mit der Pikrinmischung gute Bilder. Er gibt jedoch an, daß Methylenblau-Bilder sehr schwer zu deuten seien.

Die meisten der dieser ganzen Arbeit zugrunde liegenden Präparate wurden nach der von *K. W. Zimmermann* (1911) angegebenen Vorschrift hergestellt. Es sei hier nur kurz gesagt, daß es sich um die *Kopsch*sche Modifikation der *Golgi*-Methode handelt, wobei die Präparate in $3^3/_4$%iger Kalibichromicum-Lösung mit Formolzusatz (20 Teile Formol auf 80 Teile Kalibichrom.) und nachher reiner Kalibichromatlösung fixiert und auf 5—6 oder mehr Tage in 8% $Ag. NO_3$ übertragen werden. Nach schließlicher Einbettung in Paraffin werden die 25—35 μ dicken Schnitte nach Entfernung des Paraffins mit Xylol in absolutem Alkohol und dann in die Reduktionsflüssigkeit übertragen. Als letztere benutzten wir lange Zeit Adurol (*Hauff*), von dem etwa 0,5 g oder auch mehr in 20 ccm einer in 50%igem Alkohol gesättigten Sodalösung, gelöst wurde. Die Schnitte müssen anfangs häufig umgerührt werden Die Reduktion tritt, wenn die Schnitte nicht dicht aufeinander liegen bleiben, wenigstens oberflächlich, sehr schnell ein. Aus den in der eben zitierten Arbeit angeführten Gründen müssen die Präparate längere Zeit in der Flüssigkeit liegen bleiben. Wir haben die Schnitte in der Reduktionsflüssigkeit schon einen ganzen Tag liegen gelassen, was ihnen absolut nicht schadete. Die durch das längere Verweilen in der dunkel werdenden Adurol-Lösung eintretende intensive Braunfärbung der Schnitte kann durch reichliches Waschen mit absolutem Alkohol häufig ganz entfernt werden. Soweit die Braunfärbung auf diffus reduziertes Silber zurückzuführen ist, ist sie durch Alkohol nicht zu beseitigen. Um die Braunfärbung möglichst zu verhindern und aus anderen praktischen Gründen versuchte Prof. *K. W. Zimmermann*, das Adurol durch das immer vorrätige Formol zu ersetzen, welches auch in der *Bielschowski*schen Silbermethode nach vorausgehender Ammoniakbehandlung als Reduktionsmittel benutzt wird. Da die Präparate jedoch nicht an sich alkalisch waren, und das ameisensäurehaltige käufliche Formol allein auf unsere Präparate absolut nicht reduzierend wirkt, so muß das Formol in alkalischer Lösung verwendet werden. Als geeignetes Gemisch hat er schließlich folgendes benutzt:

In 50%igem Alkohol gesättigte Sodalösung 2 Raumteile,
Formol 1 Raumteil.

In dieser Flüssigkeit geht die Reduktion ebenfalls oberflächlich schnell vor sich, doch ist es ratsam, die Schnitte tagelang in der Flüssigkeit liegen zu lassen. Prof. *Zimmermann* nahm schließlich, je nach Bedarf, einzelne Schnitte zur Behandlung heraus und bewahrte die übrigen in der Flüssigkeit im Dunkeln dauernd auf, wobei letztere von Zeit zu Zeit gewechselt wurde. Es hat sich nicht bewährt, die fertig gemischte Fixationsflüssigkeit längere Zeit vorrätig zu halten, indem durch weitergehende Zersetzung des Formols die Alkalescenz vollständig verloren geht. Solche Flüssigkeit reduziert dann nicht mehr. Der sehr starke Formolgehalt der Flüssigkeit mag Befremden erregen, aber wir haben die Erfahrung gemacht, daß, je stärker die Reduktionskraft der Flüssigkeit ist, und je schneller die Fixation vor sich geht, die Fixation eine um so bessere ist, so daß die feinsten Ausläufer der imprägnierten Zellen keine Spuren von Entfärbung zeigen. Aber es muß noch einmal betont werden, daß die Schnitte nicht zu dick (nicht über 35 μ) sein und im Anfang der Behandlung nicht ruhig aufeinander liegen bleiben dürfen.

Das Fixationsmittel wird durch häufig gewechselten 50%igen Alkohol ausgewaschen. Wenn nun auch die Schnitte bei Formol-Soda-Behandlung nicht so dunkel zu werden pflegen als bei Adurol, so stört doch die Braunfärbung oft sehr. Prof. *Zimmermann* benutzt daher nach verschiedenen Versuchen folgendes Bleichverfahren: in eine größere, am besten *Zimmermann*sche Glasschale mit reichlichem 50%igem Alkohol wird die gewöhnliche, stets vorrätige Eisenalaunlösung (wir haben eine 5%ige) eingeträufelt, bis die Flüssigkeit einen ganz schwach gelblichen Ton angenommen hat. Hier hinein werden immer nur ganz wenige, möglichst lange fixierte und in 50%igem Alkohol ausgewaschene Schnitte gebracht und fleißig bewegt, bis der Grundton nur noch blaßgelblich ist. Dann sofort heraus und in Brunnenwasser gründlich ausgewaschen. Läßt man die Schnitte zu lange in der Bleichflüssigkeit, so können auch die Niederschläge, die erhalten bleiben sollen, angegriffen werden. Schließlich werden die Schnitte mit verdünntem Hämalaun oder auch mit Neutralrot schwächer oder stärker nachgefärbt. Die Präparate werden dann durch absoluten Alkohol in Xylol und Kanadabalsam gebracht, wo sie sich nicht mehr verändern. Statt Xylol kann auch Origanumöl verwendet werden, aber nicht länger als eben nötig, da wir bemerkt haben, daß, wenn die noch so gut fixierten, nicht nachgefärbten Präparate mehrere Tage in Organumöl lagen, die Silberniederschläge ihre scharfen Konturen verloren und schließlich in dem Gesamtpräparat als feinste Körnchen, welche ihm eine graue Farbe verliehen, ausgestreut wurden. Es scheint, daß das reduzierte Silber in kolloidalem Zustande vorhanden ist. Viel fester haften die Silberniederschläge in mit Hämalaun nachgefärbten Präparaten. Solche Präparate können viele Tage lang unverändert im Origanumöl liegen. Der Alaun scheint hier das kolloidale Silber in krystallinisches umgewandelt zu haben, zumal in der Chemie Aluminiumchlorid zu diesem Zweck benutzt wird.

Die Silberimprägnation der Pericyten gelingt nicht immer, indem die *Golgi*-Methode bekanntlich eine sehr kapriziöse ist. Man bekommt manchmal bei gleicher Technick nur die Bindegewebszellen imprägniert, das andere Mal nervöse Elemente usw., gewöhnlich etwas anderes als das, was man gerade möchte. Gelingt aber die Imprägnation der Pericyten, so sieht man von den übrigen Gefäßelementen fast nichts. Sehr unangenehm ist, daß die Zellen nicht immer vollständig imprägniert sind: manchmal sieht man nur ein Stück, manchmal nur den Hauptstamm ohne Ausläufer, bekommt aber dafür in den meisten anderen Fällen oft überraschend schöne und überzeugende Bilder. Bald bekommt man die Zellen vereinzelt, bald auf größere Strecken hin ganze Zellreihen, so daß man in besonders günstigen Fällen Übergänge von den typischen, einfachen glatten Muskelfasern der kleineren Arterien zu den eigentlichen Capillarpericyten beobachten kann. Am schwierigsten kommen die Übergänge von den Capillarpericyten zu denjenigen der Venen zustande.

Wir haben in Erfahrung gebracht, daß am leichtesten und reichlichsten die Pericyten in der Herz- und Zungenmuskulatur herauskommen. Da die Stücke nicht zu klein sein dürfen (am besten sind etwa 1 ccm große Würfel, wobei die Stücke so zugeschnitten sein müssen, daß an möglichst vielen Seiten die Gewebespalten bis zur Oberfläche reichen und so die Diffusion der Flüssigkeiten leicht vor sich geht), so gelingt die Imprägnierung an kleinen Herzen und Zungen nur schwer, so daß man hier besser Stücke der Körpermuskulatur benützt, doch läßt sich eine absolut sichere Regel nicht aufstellen, indem man überhaupt in den verschiedensten Organen gelegentlich schöne Zellen erhalten kann.

Wenn auch oft die feinsten, selbst bei Ölimmersion eben noch erkennbaren Zellfortsätze in großer Schärfe herauskommen, so kann man von irgendwelchen Protoplasmastrukturen, wenigstens bei den Pericyten, nichts erkennen. Selbst wenn die Ausläufer nach der Reduktion noch verhältnismäßig hell erscheinen, also äußerst dünn sind, kann man höchstens eine feine, zuweilen gruppierte Körnelung sehen; vielleicht handelt es sich hier um die Körnchen des Silberniederschlages selbst, nicht aber um eine Imprägnation von Elementen des Protoplasmas. Gewöhnlich wird der Kern mit imprägniert, doch kann es vorkommen, daß derselbe ganz frei von Niederschlägen ist, dann sieht man an seiner Stelle scheinbar eine große Vakuole. Eine ausschließliche Kernimprägnation, ohne solche des Protoplasmas, wie sie bei quergestreiften Muskeln gelegentlich vorkommt, haben wir nie beobachtet.

b) Eigene Befunde.

Meine Untersuchungen erstreckten sich auf folgende Arten: *Nase*, Chondrostoma nasus (Stammuskulatur). *Schildkröte*, Testudo graeca (Herzmuskulatur); *Ringelnatter*, Tropidonotus natrix (Darmmuskulatur); *Amsel*, Turdus merula, *Taube*, Columba domestica (bei beiden Herz- und Brustmuskulatur); *Huhn*, Gallus; *Sperling*, Passer domesticus; *Krähe*, Corvus frugilegus; *Sperber*, Falco nisus (von diesen vieren nur Herz).

Bei *Chondrostoma nasus* (Abb. 77 und 78) zeigten sich nur echte Capillarpericyten imprägniert. Die Verhältnisse liegen nun so, daß keine Zelle der anderen vollständig gleicht, und doch kann man, wenn man eine größere Anzahl derselben nebeneinander sieht, einen gewissen Typus erkennen, welchen ich zu beschreiben versuchen will.

Von einem meist kurzspindelförmigen, oft auch im Projektionsbild dreieckigen Zelleibe gehen zwei bis vier stärkere Fortsätze aus und zwar von den Enden resp. den Ecken. Diese Fortsätze können gleich oder sehr verschieden lang sein. Sie zeigen dabei die Tendenz, in der Längsrichtung des Gefäßes zu verlaufen, hierbei kommen aber viele Unregelmäßigkeiten vor, indem plötzlich der betreffende Ausläufer in mehr oder weniger rechtem Winkel umbiegt, um, auf die andere Seite des Gefäßes gelangt, wiederum in die Längsrichtung umzubiegen. Von den Knickstellen können dann ganz gewöhnlich kleinere Längsstämmchen sich abzweigen, um rückläufig in der Richtung gegen den Zelleib hin zu ziehen. Oft geht auch ein queres, kräftigeres Ästchen von irgendeiner Stelle eines Längszweiges ab, um auf der anderen Seite sich T-förmig zu teilen. Gehen mehr als zwei Hauptstämme von dem Zelleib aus, dann laufen zwei parallel miteinander auf entgegengesetzten Seiten der Capillare. Auf diese Weise kommt es dann, daß die Capillaren ganz gewöhnlich auf zwei gegenüber gelegenen Seiten Längsstämmchen zeigen, welche in der Regel zu ein und derselben Zelle gehören; es kann jedoch auch vorkommen, daß auf einen von einem bestimmten Pericyten eingenommenen Capillarabschnitt eine Nachbarzelle mit einem Ausläufer noch übergreift, so daß hier zwei gegenüberliegende Längsstämmchen zwei verschiedenen Zellen angehören.

Von allen Teilen der Längsstämmchen, seien sie kurz oder lang, gehen nun zahlreiche feine, quer zum Gefäß verlaufende, meist feine Fortsätzchen aus und zwar gewöhnlich nach beiden Seiten. Hierbei können die von gegenüberliegenden Längsstämmchen ausgehenden Fortsätze sich mit ihren Enden ziemlich nahe kommen, ohne jedoch ineinander überzugehen. Hie und da beobachtet man an den Enden eine kurze Gabel. Solche Seitenfortsätzchen finden sich auch häufig am Zelleib selbst. Die Abstände der Seitenfortsätzchen voneinander können auf große Strecken hin ziemlich gleich sein.

Im Herzen von *Testudo graeca* (Abb. 79—82) gelang es mir, nur wenige gut imprägnierte Pericyten zu erhalten. Dieselben fallen sofort durch ihre gewaltige Größe auf, besonders was den Zelleib betrifft. Sie sind so unregelmäßig gestaltet, daß sie sehr schwer zu beschreiben sind. Wenn auch gerade längsverlaufende Ausläufer vorhanden sind, so finden wir auch schräge, gewundene, breite und schmale. Auch die feinen Ausläufer sind in Länge, Breite und Anordnung sehr verschieden und laufen durchaus nicht immer rein quer. In Ausnahmefällen habe ich Anastomosen zwischen Enden von Nachbarfortsätzen beobachten können (s. Abb. 70). Die Zellteile sind sehr verschieden dicht angeordnet, so daß neben stark gedeckten Capillarabschnitten sich verhältnismäßig freie finden.

Die Blutcapillaren sind bei der Schildkröte zwar sehr weit, doch dürften die Gefäße, welchen die gezeichneten Pericyten angehören, nicht mehr als typische Capillaren aufzufassen sein. Wenn man die Zellformen mit allen *K. W. Zimmermann*schen Abbildungen und den meinigen vergleicht, so macht es den Eindruck, als ob es sich hier um postcapillare Pericyten handle, daß also in meinen Präparaten von der Schildkröte echte Capillarpericyten gar nicht imprägniert wurden, zumal man in Abb. 82 das breitere Gefäß in zwei schmälere übergehen sieht, welch letztere wohl als echte Capillaren aufzufassen sind.

Auch bei der *Ringelnatter* (Darmwand) (Abb. 83) waren nur wenig Pericyten imprägniert, welche uns mehr den Eindruck von Capillarpericyten machen. Sie zeigen erheblich regelmäßigeren Bau als die bei der Schildkröte beschriebenen. Sie sind im allgemeinen kürzer und breiter als diejenigen der Fische; dasselbe gilt für die Längsfortsätze, die hie und da Verbreiterungen zeigen und nur auf einer Seite der Capillaren verlaufen. Besonders gut sind die Querfortsätze ausgebildet. Sie sind breiter und länger als beim Fisch, so daß ihre Enden auf der dem Zelleib entgegengesetzten Gefäßseite sich sehr nahe kommen, ohne sich jedoch zu erreichen. Gabelungen der Querfortsätze sind ganz gewöhnliche Erscheinungen.

Da mir von dem verschiedenen, untersuchten Vogelmaterial dasjenige von der *Amsel* (Abb. 84—89) die besten Resultate geliefert hat, möchte ich von ihr ausgehen. Beginnen wir zunächst mit den kleineren Arterien. Hier wurden häufig glatte Muskelfasern imprägniert, jedoch läßt sich über ihre Form nur dann Bestimmtes erkennen, wenn sie vereinzelt gefärbt sind, oder wenn sie bei Imprägnation mehrerer benachbarter Fasern nur nebeneinander in lockerer Anordnung liegen. In diesen Fällen sieht man, daß sie in der Gefäßrichtung breiter sind als senkrecht zur Oberfläche des Gefäßes. Dabei scheinen sie auf der Endothelseite eben, peripher davon gewölbt zu sein. Die Länge der glatten Muskelzellen ist variabel. Sie können so um das Gefäß herumgelegt sein, daß ihre abgerundeten Enden einander sehr nahe kommen, ohne daß sie je miteinander verschmelzen. Es handelt sich hier um verhältnismäßig kurze Zellen. Sind sie länger als der Gefäßumfang, so schieben sich die Enden aneinander vorbei. Dies kann so weit gehen, daß die Faser etwas mehr als zweimal um das Endothel herum geht und so eine deutliche Spirale bildet, ganz wie in Abb. 53 und 54. Liegen die Spiraltouren sehr dicht nebeneinander, dann kann ein geschlossener Ring vorgetäuscht werden, doch kann man bei sehr guter Beleuchtung und bei Ölimmersion den Trennungsspalt in der Regel gut erkennen.

An etwas kleineren Arterien fand ich dagegen hier und da schon mehr in der Gefäßrichtung ausgedehnte Zellen, welche plump verzweigt waren und mit ihren Ausläufern quer um das Endothelrohr herumgriffen. Je enger die Gefäße wurden, um so länger wurden die Zellen in der Längsrichtung des Gefäßes, und um so reichlicher wurden die immer noch einfachen und breiten Ausläufer (s. Abb. 84 und 85).

Leider habe ich nicht Stellen auffinden können, wo auf größere Strecken hin sämtliche Zellen imprägniert waren, so daß man den allmählichen Übergang hätte sehen können.

Je enger nun die Gefäße werden und sich den eigentlichen Capillaren nähern, um so schmäler werden die Zellen und um so reichlicher, schmäler und kürzer die queren Ausläufer (Abb. 86; es scheinen nicht alle Ausläufer imprägniert zu sein). In diesem Sinne geht es immer weiter, bis die typischen Capillarpericyten auftreten (s. Abb. 87—89).

Dieselben zeigen einen viel weniger regelmäßigen Bau als bei Chondrostoma und Ringelnatter. Der Zelleib ist kräftig und meist etwas länglich. Die von ihnen ausgehenden Längsausläufer sind ungleich dick und laufen häufig gewunden. Seitenausläufer, von denen die meisten in querer Richtung ziehen, sind an Länge, Breite und Dichtigkeit sehr unregelmäßig. Von breiteren Seitenausläufern können mehrere Zacken in verschiedener Richtung ausgehen. An einem bestimmten Gefäßstück ist meistens nur ein Längsfortsatz vorhanden. Gehen mehrere Capillaren von einem Punkte aus, so kann sich ein Pericyt auf alle Äste erstrecken, so daß dadurch komplizierte Formen entstehen. Da, wo Pericyten unmittelbar aneinandergereiht sind, bleiben sie deutlich getrennt (Abb. 89). Bis jetzt habe ich nur einen Pericyten gefunden, den ich als postcapillar ansprechen möchte. Die Zelle war sehr unregelmäßig und die Querausläufer sehr wenig entwickelt, so daß die Zelle die Gefäßoberfläche nur wenig bedeckte.

Ganz ähnliche Verhältnisse finde ich beim *Sperling* (Abb. 90—93). Abb. 90 scheint mir ein Präcapillarpericyt zu sein wegen seiner breiten plumpen Fortsätze. Abb. 91 ist ein einfacher Capillarpericyt, während Abb. 92 von einem

Knotenpunkt des Capillarnetzes stammt. Abb. 93 stammt von einem Gefäß, das doppelt so dick als eine Capillare ist. Es kann wegen seiner geringen Deckung der Gefäßoberfläche nur als Postcapillarpericyt aufgefaßt werden.

Die Capillarpericyten der *Taube* (s. Abb. 94—96) zeigen entschieden regelmäßigere Formen als bei Amsel und Sperling und stehen in gewisser Beziehung zwischen diesen und denjenigen von Chondrostoma. Die Zelleiber sind mehr kurz elipsoidisch, die Längsfortsätze (2—3) verlaufen regelmäßiger, können jedoch auch plötzlich in querer Richtung umbiegen, um wieder geraden Verlauf anzunehmen. Auch die queren Fortsätze, welche meist keine sekundären Zacken aufweisen, sind regelmäßiger gebildet. Hier und da biegt ein plumperer Seitenfortsatz plötzlich in Längsrichtung um, doch läßt er sich meist nicht weit verfolgen (Abb. 94), so daß in der Regel an einem Capillarstück nur an einer Seite ein Längsfortsatz zu finden ist. Abb. 96 stammt von einer Capillargabelung und ist daher dreistrahlig. Das Ende eines Astes verschwindet an einem imprägnierten Stück des Endothelrohrs.

Beim *Huhn* (Herz, Abb. 97—99) waren hauptsächlich präcapillare Pericyten in verschiedenen Übergangsformen imprägniert. Da dieselben den gleichen Zellen bei der Amsel sehr ähnlich sind, so brauche ich auf die Beschreibung wohl nicht weiter einzugehen, zumal sie in mehreren Exemplaren hier abgebildet sind. Abb. 99 stellt eine Kette von drei Pericyten dar, deren oberster schon mehr capillaren Charakter hat. Eigentliche Capillarpericyten sind nur wenige zum Vorschein gekommen, meist unvollkommen imprägniert. Am meisten ähnelten sie noch denjenigen der Taube.

Bei der *Saatkrähe* waren nur einige Präcapillarpericyten imprägniert (Abb. 100), während beim *Sperber* Präcapillarpericyten (Abb. 101) und Capillarpericyten zu finden waren. Bei den letzteren waren die Längsfortsätze oft sehr dick, während sich die reichlichen Querfortsätze durch besondere Feinheit auszeichneten.

Auf die Arbeit von *Rouget* zurückkommend, möchte ich noch betonen, daß ich dessen Angabe, daß zwei symmetrisch gelegene Fortsätze, das Gefäß umgreifend, sich an ihren Enden miteinander verbinden, wodurch ein System von zahlreichen, faßreifenartigen Protoplasmaringen entstehe, an meinem Material nicht bestätigt finde. Anastomosen zwischen benachbarten Ausläufern habe ich nur ausnahmsweise mit Sicherheit feststellen können. Solche können bei *Golgi*-Präparaten sehr leicht vorgetäuscht werden.

Von einer Membran, welche mit den Pericyten in enger Verbindung stehen soll, konnte ich begreiflicherweise an meinen Präparaten nichts wahrnehmen, wenn auch eine solche vorhanden gewesen wäre, da an *Golgi*-Präparaten alles das, was nicht geschwärzt wird, einen ganz gleichmäßigen, gelblichen bis bräunlichen Ton annimmt und feinere Details nicht erkennen läßt.

Die Funktion der Pericyten dürfte mit Rücksicht auf ihr regelmäßiges Vorkommen und ihre engen Beziehungen zur Gefäßwand eine wichtige sein. Auf Grund meiner eigenen Untersuchungen, welche sich nur auf rein morphologische Dinge beschränkt haben, darf ich es nicht wagen, bestimmte Angaben zu machen. Nur so viel möchte ich sagen, daß, da ja die glatten Muskelfasern bestimmt contractile Elemente sind und die Capillarpericyten durch Zwischenformen mit ihnen morphologisch in Beziehung stehen, diesen eine gewisse Contractilität innewohnen muß. Die Frage über die Bedeutung der Zellen zu entscheiden, ist Sache der Physiologen, welche sich ja auch mit der Frage der Contractilität der Capillaren öfters beschäftigt haben, (*Stricker*, *Cohnheim*, *Golubew*, *Tarchanoff*). Speziell an die Angaben von *Rouget* und *S. Mayer* knüpfen die rein physiologischen Untersuchungen von *E. Steinach* und *R. H. Kahn* an. Da die letzteren beiden Autoren contractile Zellen selbst nicht gesehen haben und nur *Rouget*sche Figuren kopieren, gehen wir auf die Arbeit nicht weiter ein.

Ich möchte noch kurz die Frage berühren, ob die Pericyten der untersuchten Fische, Reptilien und Vögel nicht einfach als Bindegewebszellen aufzufassen seien. Hiergegen spricht entschieden der Umstand, daß, wie ich bei Besprechung der Verhältnisse bei der Amsel angegeben habe, zwischen den glatten Muskelfasern der kleinen Arterien und den Capillarpericyten morphologisch keine scharfe Grenze, sondern ein ganz allmählicher Übergang besteht. Ich bin überzeugt, daß auch von den Pericyten zu den glatten Muskelfasern der Venen ein allmählicher Übergang stattfindet, wenn auch meine Präparate in dieser Hinsicht nicht genügend Aufschluß gewähren und weitere Untersuchungen sehr wünschenswert sind.

Ein weiterer Umstand spricht für die spezifische Natur der Pericyten: Im Taubenherzen, vereinzelt in Präparaten anderer Herkunft, waren massenhaft fixe Bindegewebszellen imprägniert, welche morphologisch absolut nichts mit den Pericyten zu tun haben. Wenn diese Zellen auch zahlreiche langgestreckte, meist sehr feine, auch verzweigte Ausläufer besitzen, so tritt doch die Tendenz, membranartige Verbreiterungen zu bilden, als besonderes Charakteristicum hervor, wie ich es niemals bei Capillarpericyten beobachtet habe. Selbst da, wo die Bindegewebszellen sich unmittelbar an eine Capillare anlagern, nehmen sie nicht den Charakter von Pericyten an, sondern es tritt der membranöse Charakter noch deutlicher hervor. Außerdem sind diese membranösen Abschnitte so dünn, daß selbst nach vollständiger Reduktion der Silberimprägnation dieselben nur schleierartig ganz blaß gefärbt erscheinen, während die Ausläufer der Pericyten meist ganz dunkel sind. Ferner halten sich die Pericyten streng an das Endothelrohr. Verläßt einmal ein Fortsatz das Gefäß, um in die Umgebung einzudringen, dann zieht er zu einer Nachbarcapillare, um sich dort zu verzweigen. *Rouget* scheint solche Übergänge zu den Nachbarcapillaren nicht beobachtet zu haben; daß dergleichen aber auch in der Membrana hyaloidea des Frosches vorkommt, geht aus Abb. 3 und 7 der *K. W. Zimmermann*schen Arbeit (1886) hervor. Die Bindegewebszellen senden ihre Ausläufer nach allen Seiten regellos in das Gewebe hinein.

Zum Schlusse ist es mir eine angenehme Pflicht, meinem hochverehrten Lehrer, Herrn Prof. *K. W. Zimmermann*, für die Anregung zu dieser Arbeit sowie für die freundliche Beihilfe mit Rat und Tat meinen aufrichtigsten Dank auszusprechen.

4. Die Pericyten des Menschen und der Säugetiere.

Nachdem ich meine Erfahrungen in betreff der Pericyten der Amphibien mitgeteilt habe und Herr *A. Gurwitsch* diejenigen der Fische, Reptilien und Vögel besprochen hat, erübrigt es, noch auf die gleichen Gebilde bei den Säugern einzugehen. Ich untersuchte vom Menschen (45jähriger Enthaupteter) Zunge, Herz, Niere und Leber; von einer 20jährigen Bärin das Herz; vom Hunde Zunge, Magenfundus und Niere; von einer jungen Katze Herz und Kleinhirn; von mehreren alten Katzen Zunge, Niere und Leber; vom Igel und Kaninchen je die Zunge; von der Ratte, dem Meerschweinchen, Schwein und Rhesusaffen je die Leber. Ich habe hier nur das Material angeführt, bei welchem ich mit der Jagd nach Pericyten Erfolg hatte. Es ist sehr gering gegen dasjenige, was ich jahraus, jahrein vergebens durchmusterte. *S. Mayer* hat sich für Säugermaterial nicht sehr begeistern können („wegen der geringen Dimensionen erscheinen die Capillaren des Menschen und der Säugetiere a priori als minder günstige Objekte; vor der Hand habe ich von letzteren daher abgesehen."), was ich ihm nachfühlen kann. Die schönsten und vollkommensten Resultate erhielt ich beim Menschen, und zwar hat sich das Gefäßsystem der Herzmuskulatur als besonders günstiges Objekt erwiesen. Dort habe ich oft lange ununterbrochene Ketten von Pericyten in vollendeter Imprägnation erhalten, weshalb ich auch zugleich mit der Besprechung der Befunde beim Menschen beginnen will.

a) Die Percyten des Menschen.

Ich habe schon weiter oben daran erinnert, daß *Kölliker* (1849) bei dem Menschen und anderen Säugern verzweigte glatte Muskulatur gesehen hat, und daß noch andere Besonderheiten an solchen beobachtet werden können. wie z. B. Sphincterenbildungen und spiraliger Verlauf. Ich habe angegeben, daß beim Menschen an kleinen Pialarterien Gabelungen der ganzen Zellen und auch ihrer Kerne vorkommen (Figurengruppe 52). Ist man einmal auf solche Eigentümlichkeiten aufmerksam geworden, so wird man sie leicht an kleinsten Arterien auch in Schnitten auffinden. Als geeignetes Objekt erschien mir immer das längsgeschnittene Nierenmark mit seinen Astbüscheln. Man sieht allerdings nur die gegabelten und gelappten Kerne. Denn wir konnten immer feststellen, daß, wenn die Muskelfasern beginnen, den Charakter der Präcapillarpericyten anzunehmen, ihr Protoplasma mit gewöhnlichen Mitteln nicht mehr gut sichtbar zu machen ist. Es geht das eben nur an so ausnahmsweise günstigen Objekten, wie der Glaskörpermembran der Amphibien. Wir müssen deshalb notgedrungen so launische Methoden wie die *Golgi*sche und zwar in der *Kopsch*schen Modifikation in Anwendung bringen. Doch können die Resultate in günstigem Falle so plump deutlich sein, daß sie auf andere Weise nicht zu erreichen sind.

In Abb. 53[1]) (kleine 25 μ dicke Arterie des Herzens) fällt an den hier spiralig verlaufenden glatten Muskelfasern auf, daß sie stark abgeplattet sind. Das gleiche gilt auch für die Abb. 54 bis 56, und ist überhaupt bei so kleinen Arterien die Regel, während man es sonst nicht beobachtet. Gleichwohl zeigen in Abb. 53 und 54 die Muskelzellen noch keine Tendenz, kompliziertere Formen anzunehmen. Daß übrigens in Abb. 53 nicht alle Fasern imprägniert sind, erkennt man an

---

[1]) Die meisten meiner nach *Golgi-Kopsch*präparaten entworfenen Zeichnungen sind so ausgeführt, daß alles, was dem Beschauer zunächst liegt, schwarz gehalten ist, daß aber, je tiefer die Teile liegen, der Ton um so heller erscheint. Es soll dadurch eine Art Luftperspektive vorgetäuscht werden, und eine optische Trennung übereinanderliegender Gebilde erzielt werden.

den länglichen Kernen, welche die gleiche schräge Richtung haben und daher zu nicht imprägnierten Muskelfasern gehören. Die Gabelungen und weitere Komplikationen beginnen meist erst, wenn das Kaliber etwas kleiner geworden ist. Man kann sich jedoch auf den Durchmesser allein nicht verlassen, da ja Kontraktion in verschiedenem Grade vorliegen kann. Die Zellen in den Abb. 55 und 56 (Herz) sind schon mit Zacken und kurzen Fortsätzen versehen. Abb. 103 (20 μ dicke Arterie des Herzens) ist schon deutlich verzweigt und hat sich in der Gefäßrichtung etwas verbreitert. Abb. 104 ist ein Stück einer 16,7 bis 20 μ dicken Arterie des Herzens. Sie ist durch den Schnitt der Länge nach gespalten, doch so, daß nur ein schmaler Längsstreifen fehlt. Die Zellen sind daher nicht ganz vollständig; wären sie es, dann würde die eine Gefäßseite die andere in der Projektion so decken, daß Einzelheiten nicht zu sehen wären. Immerhin läßt sich der Zellcharakter gut erkennen. Die Zellen haben sich in der Gefäßrichtung so verbreitert, daß die gewohnte Form der glatten Muskelform ganz geschwunden ist. Eine ganz plumpe primäre und etwas feinere sekundäre Verzweigung fällt besonders auf. Die kernhaltigen Abschnitte liegen fast alle auf der gleichen Seite des Gefäßes und auch Kerne anstoßender, nicht imprägnierter Zellen liegen in derselben Reihe. Daß es sich um eine Arterie handelt, erkennt man an wenigen schmalen und langen Endothelkernen.

Abb. 105 ist ein Stückchen einer präcapillaren Arterie aus einem Gefäßbüschel des Nierenmarks. Die schmalen langen, mitimprägnierten Endothelien bürgen für den arteriellen Charakter. Der Pericyt hat sich schon mehr in der Längsrichtung der Capillare verbreitert und sieht fast wie eine teilweise verschmolzene Gruppe von gewöhnlichen glatten Muskelfasern aus. Die Zahl der Fortsätze hat zugenommen. Die Gesamtform erinnert lebhaft an die in den Abb. 84, 97 und 100 wiedergegebenen Präcapillarpericyten der Vögel.

Abb. 106 (Herz) stellt eine präcapillare Arterie und ihren Übergang in die eigentlichen Capillaren dar. Die Zeichnung ist nicht etwa kombiniert, sondern war im Präparat genau so in einem Stück vorhanden. Das dickere Anfangsstück (unten) ist 13,25 bis 14,5 μ, die Capillaren 7,2 bis 9,6 μ breit. Die Zellen am Anfang gleichen der Abb. 105. Sie nehmen allmählich in der Gefäßrichtung an Ausdehnung zu, während die Querfortsätze immer kürzer und kürzer werden. Die plumpsten Zellen sind leicht auf die in der Abb. 104 abgebildeten zurückzuführen, indem man sich hier nur die Spalten zwischen den schmäleren Fortsätzen bis zum kernhaltigen Teil vordringend denken muß. Die Zellen erinnern an eine Hand mit ganz leicht gespreizten Fingern, womit man den anderen Arm umklammert. Natürlich müssen wir uns noch Fortsätze der gleichen Art auf der tiefergelegenen Seite der Arterie denken, doch sind sie beim Schneiden weggefallen. Ich habe gerade aus diesem Grund die Stelle abgebildet, weil sie dadurch um so klarer erscheint.

Während die Pericyten anfangs ganz glatte Querfortsätze besitzen, werden diese weiterhin zahlreicher und unregelmäßiger und bekommen hier und da kleine Seitenzäckchen. Weiterhin setzt sich der kernhaltige Teil gegen den übrigen Zellabschnitt immer mehr ab und bildet schließlich eine scharf abgesetzte, rundliche Masse. Der übrige Zelleib dehnt sich in der Gefäßrichtung immer mehr in die Länge. Die Querfortsätze rücken näher zusammen und werden kürzer und feiner. Am oberen Ende geht das Gefäß in zwei Capillaren über. An beiden sieht man Teile verschiedener Pericyten einander gegenüber liegen. Die linke erscheint am Ende als breiter schwarzer Streifen, indem außer den Pericyten noch eine Endothelzelle mitimprägniert ist. Solche Stellen finden sich häufig (Abb. 105, 106, 107, 120) und sind deshalb wertvoll, weil sie es unmöglich machen, die Pericyten etwa mit Endothelzellen zu verwechseln, was immerhin bei geringerer Erfahrung vorkommen könnte; man vergleiche nur Abb. 9 (Endothelzelle einer Nierenvene mit ausgesprochenem Protoplasmanetz und Randverdickung) mit Abb. 131 (Postcapillarpericyten des Nierenmarks, keine Spur eines Netzes, keine Randverdickung um das ganze Zellbild herum).

Vergleicht man die in Abb. 101 von einem Vogel abgebildeten Pericyten mit den Zellen in der Mitte der Abb. 106, so wird man eine große Übereinstimmung in der Form finden.

Abb. 107 (Herz, am dicksten Teil 11 μ breit) zeigt ebenfalls ein Übergangsgebiet. Man sieht auch hier wie die Zellen in der Gefäßrichtung länger und komplizierter werden. An einer Stelle sieht man zwei Präcapillarpericyten auf eine Capillare übergehen, wo der Charakter sich sofort ändert, d. h. die Querfortsätze werden schmäler und stehen dichter. In Abb. 108 ist der Wechsel noch viel schroffer. Der kernhaltige Teil liegt genau an der Grenze zwischen der 11,3 μ dicken Arterie und der 5,3 bis 6,3 μ dicken Capillare. An der Arterie hat die Zelle durchaus präcapillaren Charakter, an der Capillare ist die Form dagegen ihr angepaßt, wenn diese auch noch nicht vollkommen erreicht ist. Abb. 109 ist ein ähnlicher Fall, doch liegt der kernhaltige Teil an der Capillare und geht dort in zwei einander gegenüberliegende Längsstämmchen über, während ein anderer Ast mit plumperen Verzweigungen auf die präcapillare Arterie übergeht.

Abb. 110 (Herz) zeigt ein präcapillares Übergangsgebiet mit vier langen Zellen, die aber doch noch nicht ganz den typischen Capillarcharakter besitzen, doch zeigt die oberste Zelle teilweise Neigung dazu. Auch die unterste Zelle schickt einen Fortsatz mit Capillarcharakter zu einer Nachbarcapillare. Der Pfeil soll bedeuten, daß hier der Übergang in die Arterie stattfindet. Verglichen mit den anderen Übergangsgebieten zeigen die Zellen eine gewisse Unregelmäßigkeit, ja erinnern sogar teilweise an postcapillaren Charakter; man erhält einen Begriff von der Mannigfaltigkeit der Bilder: unter Tausenden von Übergangszellen findet man nicht zwei, die einander gleichen.

Abb. 111 besitzt noch mit seinen etwas plumperen Querfortsätzen deutlichen präcapillaren Charakter, erinnert aber schon an die eigentlichen Capillarpericyten. Die Eigentümlichkeiten der letzteren werden nun durch die Abb. 112—123 vollkommen klargestellt. Am einfachsten und regelmäßigsten erscheinen besonders die drei Abbildungen 112—114 und unter ihnen wieder ganz besonders die Abb. 113 (Zunge). Wenn ich sie anschaue, muß ich unwillkürlich an ein Schlangenskelett denken. Sie erinnert sehr an einen Capillarpericyten der Froschhyaloidea, ist aber erheblich länger. Geht man vorsichtig allen Windungen nach, so erhält man eine Länge von 153 μ. Die Schlängelung der Zelle resp. der Capillare ist durch die bei der Fixation des lebensfrischen Zungenstücks erfolgte maximale Muskelkontraktion zu erklären. Der längste Capillarpericyt, den ich je beobachtete, ist in Abb. 114 (Herz) abgebildet, er mißt 217,5 μ.

Die Hauptmerkmale typischer Capillarpericyten sind nun folgende: ein scharf circumscripter, meist kurz ellipsoidischer Zelleib; von diesem ausgehende Primärfortsätze, mindestens und in der Regel zwei, welche mehr in der Längsrichtung der Capillaren verlaufen; von den Primärfortsätzen ausgehende quere Sekundärfortsätze.

Der Zelleib ist, wie schon gesagt, meist ein Ellipsoid, das sich auch der Kugelform nähern kann. Da die Primärfortsätze häufig nahe beieinander dicht am Endothelrohr abgehen, springt der Zelleib dann knopfförmig gegen die Peripherie stark vor. Die Folge davon ist, daß der kugelige oder auch kurz ellipsoidische Kern nicht etwa dem Endothelrohr dicht angeschmiegt ist und wegen seiner relativen Selbständigkeit als nicht zur Capillarwand gehörig betrachtet zu werden pflegt. Gelegentlich findet man auch Kerne platt dem Endothelrohr außen angelagert; das sind dann solche feine Bindegewebszellen, die mantelartig eine Capillare peripher von den Pericyten umhüllen können (Abb. 143, auch 142). Es kommt jedoch auch vor, daß die Primärfortsätze einander gegenüber vom Zelleib abgehen, wobei dann derselbe ganz kurz spindelförmig erscheint. Daß sogar drei und vier Fortsätze abgehen können, zeigt die Abbildung 121.

Die Lage des Zelleibs resp. Kerns zum gesamten Zellgebiet ist sehr variabel. Die Figurengruppe 121 zeigt allerdings, daß eine zentrale Lage häufig ist, d. h., daß die nach den verschiedenen Seiten gehenden unverzweigten oder verzweigten Fortsätze sich ziemlich gleichweit erstrecken können. Man kann jedoch auch häufig genug recht exentrische Lagen feststellen, z. B. in Abb. 112, 113, 115, 116, 119. In Abb. 119, in der der Zelleib mehr birnenförmig ist, geht, abgesehen von zwei ganz unbedeutenden Fortsätzchen, ein kräftiger, sich dichotomisch weiter teilender Primärfortsatz ab, so daß, wenn auch Fortsätze umbiegen und sich teilweise auf der anderen Seite ausbreiten, der Zelleib in Wirklichkeit doch an einem Ende der Zelle liegt. Selbst bei Pericyten, die nur eine einzige geradlinige (ev. passiv durch Kontraktion umgebender quergestreifter Muskelfasern geschlängelte) Capillare umgreifen, kann der Zelleib fast ganz an einem Ende liegen (Abb. 112, 113, 116, 117, 121, 124 obere Zelle).

Sendet ein Pericyt zu zwei oder mehr nebeneinanderliegenden Capillaren Primärfortsätze, so kann der Zelleib resp. Kern mitten im Zwischenraum liegen (Abb. 110, 118, 121, 123). Auch die im übrigen äußerst komplizierte Zelle, Abb. 117, zeigt ein solches Verhalten.

Die Durchmesser der Zelleiber schwanken: der größte von 6,7 μ bis 11,4 μ, der kleinste von 4,7 μ bis 6 μ.

Die Primärfortsätze gehen bis zu vieren oft unvermittelt, zuweilen auch mit einer kurz kegelförmigen Verbreiterung vom Zelleib ab. Sie sind, verglichen mit dem Zelleib, recht dünn und rundlich im Querschnitt, wenn sie dem Endothelrohr nicht fest anliegen, sondern, was oft genug vorkommt, zu einer Nachbarcapillare durchdas Grundgewebe der betreffenden Gegend hindurchziehen. In diesem Fall besitzen sie keine Sekundärfortsätze. Liegen sie dem Endothelrohr dicht an, so sind sie gewöhnlich mehr oder weniger verbreitert. Sie können sehr lang sein und mehrfach Seitenfortsätze abgeben, die ebenfalls den Charakter von primären besitzen. Vermittelst dieser Eigentümlichkeit und da sie, wie schon gesagt, von einer Capillare zur anderen und, diese kreuzend, wieder zu einer dritten durch das lokale Gewebe (z. B. zwischen quergestreiften Muskelfasern) hindurchziehen und dabei an alle Capillaren, mit denen sie in Berührung kommen, mehrere Fortsätze geben können, erlangen sie oft erhebliche Kompliziertheit. Dies zeigen die Abbildungen 115, 117 und 119, sowie die Figurengruppe 121. Hierbei können freie Primärfortsätze geschlängelt und die derselben Capillare angehörenden und ihr folgenden im Bogen verlaufen oder gar, soweit sie keine Sekundärfortsätze aussenden, sich von der Capillare abheben und wieder zurückkehren.

Diese Verhältnisse sprechen dagegen, daß die Primärfortsätze sich wesentlich an der Kontraktion beteiligen. Wäre dies der Fall, so würden die an der Konkavität eines Capillarbogens verlaufenden Fortsätze eher erweiternd wirken oder sich von ihnen entfernen und die Sekundärfortsätze in ihrer Funktion nur stören. Vielmehr scheinen sie nur den Reiz zu den contractilen Protoplasmabestandteilen der Sekundärfortsätze hinzuleiten.

Die Dicke der frei verlaufenden Primärfortsätze beträgt im Mittel etwa 0,7 μ. Die Breite der den Capillaren angeschmiegten und die Sekundärfortsätze absendenden variiert jedoch sehr; sie sind auch dünner.

Von den Primärfortsätzen gehen nun da, wo sie dem Endothelrohr außen dicht angelagert sind, die *Sekundärfortsätze* ab. Ich verstehe darunter nur solche, welche oft in sehr regelmäßiger Weise auf zwei Seiten vom betreffenden Primärfortsatz wie die Nadeln vom Tannenästchen oder die Zähne vom Kopffortsatz eines Sägefisches abgehen. Die Abb. 112—118 sowie die Figurengruppe 121 zeigen dies sehr deutlich. Die Regelmäßigkeit betrifft sowohl Abstand voneinander als auch Länge und Breite, sowie das Zusammenpassen der beiderseitigen Fortsätze. Gewiß gibt es auch Abweichungen, doch ändert dies am Gesamteindruck nichts. Ich habe an zahlreichen typischen Capillarpericyten die Sekundärfortsätze gezählt und weitaus in den meisten Fällen, auf eine Strecke von 100 μ berechnet, deren 82,5—90 gefunden, zuweilen auch bis 98, selten bis 105 als größte resp. 67,5 als kleinste Zahl; als Mittel 89. Die mittlere Entfernung von Achse zu Achse benachbarter Sekundärfortsätze betrug 1,12 μ. Das sind ganz andere Zahlen, als wir sie bei den Amphibien gefunden haben. Dort kommen auf 100 μ berechnet, etwa 17 Querfortsätze mit einer mittleren Entfernung von 6 μ, von Achse zu Achse gemessen. Die eben angegebene Schwankung der Fortsatzzahlen von 67,5 μ bis 105 μ, auf einer Strecke von 100 μ berechnet, ist leicht verständlich, wenn man daran denkt, daß die Capillaren aus der Muskulatur des Herzens und der Zunge stammen, die durch ungleiche Einwirkung der Reagentien kurz vor dem Erstarren sich in sehr verschiedenem Grade kontrahierte.

Es muß noch bemerkt werden, daß kurze Gabelungen an den Enden der Sekundärfortsätze vorkommen können, besonders dann, wenn sie etwas weiter auseinander stehen oder ungleich lang sind.

Wir können nun noch die Frage aufwerfen, ob die Entfernungen und Lagerung der Sekundärfortsätze irgendwie von der Umgebung abhängig sein könnte. Dies ist bei den intermuskulären Capillaren des Herzens sicher der Fall. Dort können die Muskelfasern so dicht gepackt sein, daß sich ihr Relief nicht nur an den fixen Bindegewebszellen (Abb. 18) und dem Endothelrohr der Capillaren (Abb. 16 und 17, vielleicht erst während des Absterbens) abmodellieren, sondern auch die Lage der Sekundärfortsätze bestimmen können, wie dies in der Abb. 122

(Stückchen eines Pericyten, die queren Streifen sind die *Krause*schen Linien) auf der rechten Seite des Primärfortsatzes ausnahmslos der Fall ist. Sie liegen dann stets in den den *Krause*schen Linien entsprechenden Rinnen, nicht aber an der bei der Kontraktion vorragenden Mitte der Fibrillensegmente. Links vom Primärfortsatz trifft das Gesagte nur teilweise zu, da hier die Capillare wohl weniger stark unter Seitendruck stand. Wir werden beim Bären diese Eigentümlichkeit besonders deutlich wiederfinden.

Die Länge der Seitenfortsätze kann bei demselben Pericyten überall oder doch auf größere Strecken nahezu gleich sein, kann aber auch bei den verschiedenen Zellen im ganzen sehr variieren. Man braucht nur die beiden komplizierten Zellen Abb. 115 und 119 miteinander zu vergleichen: in der ersteren sind die Fortsätze bis 5,3 μ lang, in der letzteren dagegen meist nur kurze Spitzen, Stummel oder Höcker. Teilweise könnte wohl unvollständige Imprägnation (bei der bekannten Launenhaftigkeit der *Golgi*-Methode ist man davor nie sicher) oder auch abnorme Entwicklung vorliegen. Doch sprechen die knotigen Verdickungen der Primärfortsätze an der Basis der Stummel meines Erachtens eher dafür, daß es sich um starke Verkürzung der Sekundärfortsätze durch Kontraktion handelt, worauf wir noch bei Besprechung der Bedeutung der Pericyten zurückkommen werden.

Wir haben gesehen, daß bei den Präcapillarpericyten die Querfortsätze weit um das Gefäß herumgreifen, bei den eigentlichen Capillarpericyten gehen sie jedoch nicht soweit, d. h. sie umgreifen kaum mehr als die Hälfte des Querschnittes der Capillare. Häufig gehen sie nicht einmal so weit, und zwar besonders dann, wenn zwei oder ausnahmsweise drei Primärfortsätze mit ihren Sekundärfortsätzen sich am gleichen Kanalstück ausbreiten.

Die Breite der Sekundärfortsätze variiert ziemlich, etwa von 0,3 μ bis 0,8 μ. Die kürzeren sind dann in der Regel etwas breiter, was wohl auf Kontraktion zurückzuführen ist. Die Dicke der Fortsätze ist nur sehr gering, was aus dem Umstand hervorgeht, daß trotz der Reduktion des metallischen Silbers dies in der Durchsicht oft nur grau erscheint. Auch kann man beobachten, daß bei Anwendung silberlösender Mittel diese Fortsätze zuerst schwinden. Übrigens kann man die geringe Dickenausdehnung direkt sehen, wenn die Fortsätze senkrecht auf der Präparatebene stehen.

Was nun noch die Orientierung der Capillarpericyten an der Capillaroberfläche betrifft, so können ganze Pericytenreihen mit allen Teilen auf der gleichen Capillarseite liegen. Es kann jedoch auch anders sein, indem einzelne oder ganze Gruppen die Lage wechseln. Daß an einem Capillarstück Teile mehrerer Pericyten liegen können, haben wir schon gesehen, doch kann ich mich nicht erinnern, gesehen zu haben, daß zwei oder mehrere Pericyten in ihrer ganzen Ausdehnung ausschließlich demselben Capillarstück angehören.

Ob es im gleichen Capillargebiet Stellen gibt, welche keine Pericyten besitzen, läßt sich an *Golgi*-Präparaten nicht feststellen, da, wenn in einer beobachteten Zellkette ein Glied fehlt, dies da sein, aber nicht imprägniert sein kann. Auch habe ich bei Nachfärbung fixierter Präparate oft genug in solchen Lücken einen oder mehrere Kerne gesehen, welche nach Form und Lage kaum etwas anderes sein konnten als Pericytenkerne. Ich habe beim Frosche ganze Glaskörperhäute, an denen die Pericyten oder doch ihre Kerne deutlich hervortraten, mit ausnahmslos geschlossenen Reihen gefunden, was man wohl auch unbedenklich auf die Säuger usw. übertragen darf.

Die Enden der Zellen kommen sich in den Reihen oft so nahe, daß sie sich fast berühren (s. Abb. 106, 107, 110 und in der Figurengruppe 121, wo zwei Gruppen von drei zusammenhängenden Pericyten bei a und b gezeichnet sind), wie wir es ja auch schon in den Übergangsgebieten gesehen haben.

Das Vorkommen von Verbindungen zwischen den Fortsätzen derselben Zelle und benachbarter Zellen glaube ich in Abrede stellen zu dürfen, wenigstens für die Pericyten der Muskeln inkl. Herz, des Bindegewebes und Fettgewebes, also weitaus des größten Teils des Körpers. Etwas anderes ist es bei den Capillarpericyten der Leberläppchen und den Postcapillarpericyten der Niere, wovon noch die Rede sein wird.

Wir gehen nun über zu den *postcapillaren Venen.* Abb. 123 (Herz) stellt einen Pericyten dar, der links einer 5,3 μ breiten Capillare angehört und auch Capillarpericytencharakter besitzt, beim Übergang auf die 12 μ dicke Vene (rechts) aber sein Aussehen völlig ändert, indem besonders die Sekundärfortsätze sehr unregelmäßig und spärlich werden und Neigung zur stärkeren Verbreiterung zeigen. Vielleicht ist der Pericyt nicht ganz vollständig imprägniert, doch findet man dergleichen häufig an postcapillaren Venen (z. B. Abb. 120), wie man es niemals an präcapillaren Arterien beobachtet. Eine ebenfalls oft beobachtete Form der venösen Übergangspericyten zeigen die beiden in Abb. 124 abgebildeten von einer 8,5 μ bis 12 μ dicken postcapillaren Vene, sowie der in Abb. 125 wiedergebene von einer 23,3 μ dicken Anfangsvene des Herzens. Wie den Präcapillarpericyten, so ist auch den Postcapillarpericyten das weitgehende Umgreifen des Gefäßrohrs eigentümlich im Gegensatz zu den Capillarpericyten. Aber ganz verschieden im allgemeinen ist das Aussehen der sekundären Fortsätze, die bei den Präcapillarpericyten mehr der Quere nach angeordnet und verhältnismäßig einfach gestaltet sind, bei den postcapillaren jedoch unregelmäßigen Verlauf haben und durch stark gezackte Verbreiterungen ausgezeichnet sind. Fast übertrieben tritt dieser Typus in Abb. 127 (Herz) zutage. Welch ein Unterschied zwischen diesen und den beiden in Abb. 128 und 129 abgebildeten Zellen, welche beide aus einem Gefäßbüschel des Nierenmarkes stammen (im Mittel 14 μ dicke Anfangsvenen)! Abb. 131 sieht wieder anders aus. Die Zellen 128 und 129 haben noch das Eigentümliche, daß die Sekundärfortsätze ganz unregelmäßig erscheinen, und man eigentlich nicht recht weiß, was man dazu rechnen soll und was nicht. Eigentümlich sind die knopfförmigen Verdickungen am Ende der Fortsätze, die miteinander zu anastomosieren scheinen (Abb. 128 unten). Es steigen da Zweifel auf, ob diese Zellen, wenn wirklich contractil, damit eine wesentliche Wirkung erzielen.

Alle die gezeichneten Postcapillarpericyten zeigen eine bis jetzt noch unverständliche Verschiedenheit. Wenn sie noch alle aus verschiedenen Organen stammen würden, könnte man von besonderen Organtypen sprechen, aber Abb. 128, 129 und 130 stammen ja aus der gleichen Stelle des gleichen Organs. Der geringe Unterschied in den Gefäßdurchmessern (14 resp. 15) kann doch kaum einen genügenden Grund abgeben. Jedenfalls bedürfen diese Verhältnisse noch sehr der Aufklärung.

Die vier Abbildungen 132 bis 135 stammen von den Capillaren der Leberläppchen. Sie gleichen den gewöhnlichen Capillarpericyten in keiner Weise, sondern mehr den postcapillaren, was nicht zu verwundern ist, da diese Capillaren ja eigentlich capillare Venen sind. Aber auch hier gibt es Varianten. So ähnelt Abb. 132 mehr der Abb. 125 aus dem Herzen, während Abb. 133 mit seinen kropfförmigen Endverdickungen an die Abbildungen 128 und 129 (Nierenmark) erinnert. An den beiden auch etwas verschiedenen Zellen fallen netzartige Verbindungen der Ausläufer miteinander auf, welche besonders bei Abb. 134 hervortreten. Wir werden die Netzform noch erheblicher bei der Leber des Schweins ausgeprägt finden.

Wir hatten weiter oben festgestellt, daß bei gewöhnlichen Capillarpericyten Primärfortsätze zwischen den Elementen des lokalen Gewebes hindurch zu anderen, mehr oder weniger entfernten Capillaren ziehen können, um sich dort anzulegen und Sekundärfortsätze zu bilden. Daß dies auch bei den so abweichenden Leberpericyten vorkommt, zeigt Abb. 136. Es handelt sich um einen recht dünnen Schnitt, der mit Hämalaun-Eosin gefärbt war. Die Zelle ist anscheinend ein kranker Pericyt. Der Kern ist geschrumpft und das Protoplasma sehr reich an Vakuolen, die wohl mit Fett gefüllt waren. Dadurch ist die Zelle stark verdickt und deutlich sichtbar geworden, während man sonst die zarten Pericyten nicht erkennen kann. Man sieht deutlich einen Fortsatz vom kernhaltigen Zellabschnitt zwischen Epithelzellen hindurch zu einer Nachbarcapillare ziehen, um sich dort anzulegen und auszubreiten. Wir werden bei der Ratte Ähnliches an einem *Golgi-Kopsch*-Präparat kennenlernen. Die feinen Verbindungen, welche *His* in der Leber von Capillare zu Capillare hat gehen sehen, sind wohl die gleichen Bildungen gewesen.

Die beiden in Abb. 137 abgebildeten paravasculären Zellen scheinen fixe Bindegewebszellen zu sein, da sie zu wenig Beziehungen zum Capillarrohr haben und sich teilweise überschieben, was bei Capillarpericyten sonst nicht beobachtet wurde.

Wenn wir alles, was wir in dieser Arbeit über die Lebercapillaren gesagt haben, noch einmal kurz zusammenfassen, so ergibt sich: die Blutcapillaren bestehen aus:

1. einem Endothelrohr, das aus Zellen besteht, deren Protoplasma ein feinmaschiges Gitterwerk bildet.
2. Im Lumen sitzen protoplasmareiche, verzweigte Endocyten, die mit der Capillarwand verbunden und Phagocyten sind.
3. Das Endothelrohr wird von Pericyten umsponnen.
4. Weiter sind sie von den bekannten Gitterfasern umgeben.
5. Auch fixe Bindegewebszellen liegen ganz in ihrer Nähe.

Wenn wir nun die Venen weiter verfolgen, so zeigt es sich, daß, je größer dieselben werden, auch die Zahl der Pericyten an einem gleichlangen Gefäßstück zunimmt. Da die immer noch reich verzweigten Zellen an Ausdehnung abnehmen, so können sie natürlich auch nicht mehr vollständig um das Gefäß herumgreifen. Schließlich nehmen die Zellen allmählich einen anderen Charakter an. Abb. 138 zeigt einen Flachschnitt einer Vene aus dem Diaphragma urogenitale eines 53jährigen Mannes, Umgebung der Glandula bulbourethralis (kräftige Hämalaun-Eosin-Färbung nach Formolfixation). Der Streifen hatte eine Breite von ca.

100 μ, so daß die Gesamtbreite des Gefäßes erheblich größer gewesen sein muß. Die Zellen liegen schon zu mehreren übereinander in ganz lockerer Anordnung. Die am tiefsten gelegenen habe ich am hellsten, die oberflächlichsten am dunkelsten gehalten, um sie besser unterscheiden zu können. Es ist ein schönes Beispiel von reich verzweigten glatten Muskelfasern, denn als solche kann man sie dem ganzen Aussehen nach schon bezeichnen. Die meisten dehnen sich trotz der Verzweigung in einer Hauptrichtung aus, die jedoch von derjenigen der Nachbarzellen erheblich abweichen kann. Die Kerne passen sich der äußeren Form, zuweilen sogar der Verzweigung an. So sieht man elliptische, dreieckige und sogar gelappte. Das Protoplasma ist entschieden derber geworden und steht denjenigen echter glatter Muskelzellen erheblich näher als den eigentlichen Pericyten.

Das Gesamtbild ist noch ein sehr regelloses und bis zum Auftreten der gewöhnlichen bipolaren Muskelfasern müßte der Gefäßdurchmesser noch erheblich zunehmen. Ich habe die Übergänge in Venen dieses Durchmessers nicht weiter verfolgt, doch darf man große individuelle und lokale Schwankungen erwarten, wie ja solche auch bei stärkeren und stärksten Venen ganz gewöhnlich sind. So sah ich einmal in einem Querschnitt der Vena cava inferior an der Vorderseite eine mächtige äußere Längs-, schwächere mittlere Ring- und dünne innere Längsmuskulatur, während auf der der Wirbelsäule zunächst gelegenen Seite von Muskulatur nichts zu sehen war.

Die Abb. 139 bis 141 sind fixe Bindegewebszellen aus dem Herzen, und zwar 142 aus der Adventitia einer 24 μ dicken Arterie. Abb. 140 hatte eine postcapillare Vene mantelartig eingehüllt, während 141 gar keine Beziehungen zu einem Gefäß hatte. Sie haben gar keine Ähnlichkeit mit Pericyten, so daß der bei manchen etwa auftretende Verdacht, die Pericyten könnten fixe Bindegewebszellen sein, grundlos wäre.

b) Die Pericyten des Bären.

Nächst dem Herzen des Menschen sind mir am besten und reichlichsten Imprägnationen der Herzmuskulatur einer 20jährigen Bärin inbetreff der Pericyten geglückt, weshalb diese an zweiter Stelle folgen sollen. Es ist mir gelungen, ziemlich vollständig die Übergangsformen von den Präcapillarpericyten bis zu den echten Capillarpericyten zusammen zu finden. Alle Abbildungen sind bei derselben Vergrößerung gezeichnet.

Zunächst haben wir in Abb. 142 eine verzweigte Muskelfaser von einer 21,3 μ dicken Arterie vor uns, welche ganz an Abb. 103 vom Menschen erinnert und ebenfalls von einer 21 μ dicken Arterie stammt. Die abgebildeten Zellformen wären dann folgendermaßen aneinander zu reihen: Abb. 143 (14 μ dicke Arterie), Abb. 144 (10 μ dicke A.), Abb. 145 (10 μ dick), Abb. 146 (8,7 μ), welch letztere Form gut zu den eigentlichen Capillarpericyten Abb. 147 und 148 überleitet. Man sieht, daß die Präcapillarpericyten anfangs noch recht plump sind (Abb. 143, 144) und das Gefäß vollständig umfassen, doch vermissen wir die Handform, die uns beim Menschen (Abb. 106) auffiel. Bald strecken sich die Zellen mehr und mehr in der Längsrichtung des Gefäßes, wobei die stark ausgeprägten Sekundärfortsätze sehr dicht gedrängt erscheinen und immer schmäler werden. Formen wie 145 und 146 habe ich bei anderen Säugern nicht beobachtet.

Vergleicht man nun 146 mit den echten Capillarpericyten Abb. 147 und

148, so fällt die große Regelmäßigkeit und Zierlichkeit, wie sie in dieser Ausbildung bisher bei keinem anderen Wirbeltier beobachtet wurde, besonders auf. Die Sekundärfortsätze stehen in Abb. 146 und 148 auffallend dicht. Ich vermute, daß dies auf die Kontraktion der Herzmuskelfasern zurückzuführen ist, indem hier beim Bären die Abhängigkeit der Anordnung der Sekundärfortsätze von den besonders dicht gepackten Herzmuskelfasern eine noch größere zu sein scheint als beim Menschen, zumal sie sich schon bei Präcapillarperciyten (Abb. 146) deutlich bemerkbar machen kann. Im mittleren Drittel der Abb. 147 habe ich die *Krause*schen Linien der unmittelbar angelagerten Muskelfaser nebst den Sekundärfortsätzen Strich für Strich mit dem Zeichenapparat sorgfältig eingezeichnet, und man sieht, daß vollständige Übereinstimmung besteht. Es ist leicht zu begreifen, daß, wenn die oberflächlichen Fibrillensegmente bei der Kontraktion sich verdicken, und an den *Krause*schen Linien Querrinnen entstehen, hier die Sekundärfortsätze am meisten vor Druck geschützt sind und somit sich selbst am besten kontrahieren können. Somit müssen die Capillaren mit allem Zubehör die Verkürzung der Muskelfasern, ohne sich schlängeln zu können, mitmachen und sich auch bei der Erschlaffung mitverlängern. Dies ist wohl der beste Beweis dafür, daß die längsverlaufenden Primärfasern sich nicht aktiv verkürzen, während die Sekundärfortsätze wegen ihrer relativ geschützten Lage dies ungehindert tun können.

Ich habe nirgends so lange Capillarpericyten gefunden als beim Bären. Nahe beieinander lagen zwei Pericyten, wovon der eine 286 μ und der andere genau 300 μ maß (Maximum beim Menschen: 217,5 μ). Der längste der beiden abgebildeten (Abb. 147) mißt 157 μ. Es ist wohl möglich, daß beide Zellen an ihren Enden unvollständig erhalten oder imprägniert sind. Abb. 148 legt sich mit ihrem oberen Ende an ein mitimprägniertes Endothelrohr dicht an, so daß beide optisch miteinander verschmelzen. Daß bei der enormen Länge der Zellen die Zahl der Sekundärfortsätze auch eine erheblich größere ist, als z. B. beim Menschen, ist begreiflich. So besitzt der Capillarpericyt Abb. 148 jederseits etwa 147, der längere, Abb. 147, nur 110, was jedoch wohl nur auf verschiedene Kontraktionszustände der Herzmuskulatur zurückzuführen ist. Dies geht auch aus der verschiedenen Entfernung der Sekundärfortsätze hervor: in Abb. 147 kommen 36 bis 40, in Abb. 148 dagegen 48 bis 56 auf eine Strecke von 27 μ.

Gehen wir nun zu den Venen weiter, so dürfte wohl Abb. 149 teilweise capillaren, teilweise venösen Charakter besitzen; wenigstens stimmt der unten rechts an einem etwas weiteren Gefäßstück (a) gelegene Abschnitt am besten mit Abb. 150 (11,3 bis 12,7 μ breite Vene) und der etwas verkrüppelten (vielleicht unvollständigen) Abb. 151 (11,5 μ breit) überein. Diese Übergangspericyten zeigen wie beim Menschen unregelmäßigere und lockere Anordnung der Ausläufer, wenn auch typische, quere Sekundärfortsätze noch streckenweise zu erkennen sind. Abb. 151 zeigt solche in dem bei b) gesondert dargestellten, auf der dem Beschauer abgewendeten Gefäßseite gelegenen Zellabschnitt. Die Stellung des bei b) in Abb. 149 gelegenen, ein Gefäß von ca. 9 μ umspannenden Zellabschnittes ist nicht ganz klar. Doch erscheint sie im Vergleich zu den einer gleich dicken Arterie angehörenden Präcapillarpericyten (Abb. 145 und 146) zu plump und unregelmäßig, so daß es sich doch wohl um eine Vene handeln dürfte.

Die drei Abbildungen 152 bis 154 sind einander so ähnlich, daß man sie für 15 bis 17 μ dicke Anfangsvenen als typisch bezeichnen könnte. Sie zeigen außer einem deutlichen, wenn auch nicht immer gegen die Ausläufer scharf abgegrenzten Zelleib, der sich in der Längsrichtung des Gefäßes strecken kann, vielfach der Querrichtung folgende und mit mehr oder weniger spitzen Seitenzacken versehene, platte Fortsätze, die ziemlich locker angeordnet sind. Es besteht eine gewisse Ähnlichkeit mit Abb. 125 vom Menschen, doch springt beim Bären der kernhaltige Zellabschnitt nicht so stark vor, so daß man auf ganz platten Kern schließen darf, auch gehen die spitzen Seitenzäckchen hier mehr im spitzen Winkel ab.

Ob die beiden in Abb. 155 und 156 abgebildeten, von einer 90 μ dicken Vene stammenden Zellen als Pericyten aufzufassen sind, ist recht zweifelhaft. Es dürfte sich wohl eher um fixe Bindegewebszellen handeln, welche ja, wie wir beim Menschen gesehen haben, wenn sie besondere Beziehungen zu Gefäßen erlangen (s. Abb. 139), sich stark abzuplatten pflegen.

c) Die Pericyten des Hundes.

Von ihm habe ich in der Zungenmuskulatur die besten Resultate erhalten, doch waren Präcapillarpericyten an dieser Stelle nicht imprägniert. Daher bilde ich in Abb. 14c einen solchen aus der Grenzschicht des Nierenmarkes (A. recta) ab. Der mäßig vorragende, kernhaltige Abschnitt ist in die Länge gestreckt, und von ihm gehen dicht stehende und einfach gestaltete Querfortsätze ab, wodurch das Gefäß ganz umfaßt wird, ganz wie in Abb. 84, 97, 98, 100 und 105; auch bei der Katze werden wir diese Formen aus der gleichen Gegend wiederfinden.

Von den beiderseits abgebildeten, schmalen, langen Endothelzellen war schon weiter oben (I, 4) die Rede. Die Querrinnen sind Eindrücke, welche durch den Druck der Querfortsätze gebildet werden.

Die Abb. 157 und 158 sind wohl vollständig imprägnierte Capillarpericyten, die sich auf mehrere Capillaren erstrecken. Der Zelleib ist wie allgemein bei den gewöhnlichen Capillarpericyten der Säuger ellipsoidisch. Die Primärfortsätze sind in Abb. 158 weniger verzweigt als in Abb. 157. Die letztere scheint mir schon nach der postcapillaren Form überzuleiten, wenigstens an der mit b) bezeichneten Stelle, wo das Gefäß 9,3 μ dick, also nicht mehr reine Capillare ist und reichere Verzweigung besteht als bei a), wo die Verhältnisse mehr denjenigen bei den menschlichen typischen Capillarpericyten gleichen und dementsprechend Primärfortsatz und Sekundärfortsätze gut zu unterscheiden sind. Dies gilt besonders auch für die ganze Abb. 158, doch scheint die Kürze der Sekundärfortsätze und die Dicke der Primärfortsätze wie in Abb. 119 des Menschen, der sie sehr gleicht, auf Kontraktion der ersteren hinzudeuten.

Abb. 159 stammt von einer 6,7 μ dicken Capillare der Mucosa des Magenfundus. Der kernhaltige Zelleib ist nicht so gerundet wie gewöhnlich, ist lang spindelförmig und geht allmählich in die dicken Primärfortsätze über. Von ihnen gehen wie in Abb. 124 gestielte Blätter ab, an denen erst zackenartig die Sekundärfortsätze sitzen. Ob es sich um eine Übergangsform zu den Postcapillarpericyten oder um eine typische Lokalform handelt, kann ich nicht angeben, da es der einzige Pericyt ist, der am angegebenen Ort herausgekommen war.

Abb. 160 zeigt im dickeren (15 μ) unteren Teil den Charakter der Stelle b) in Abb. 157, doch erheblich plumper, während im dünneren oberen (dünnste Stelle 7,5 μ) der capillare Charakter vorherrscht. Im unteren Teil fallen die blattartigen zackigen Verbreiterungen auf, doch sind die Enden rundlich, beim Menschen und Bären dagegen sowie in Abb. 159 ganz spitz.

Die in Abbildung 161 abgebildete, von einer 20 μ breiten Vene stammende postcapillare Pericytenform habe ich in der Zunge und zwar in der Tiefe wie in der Mucosa massenhaft gesehen, und zwar ähnlich, aber in der Gefäßrichtung länger gelegentlich schon bei 11,5 μ breiten und sogar teilweise noch bei 35 μ dicken Venen. Abb. 162 zeigt eine ganz ähnliche Form von einer 20 bis 23 μ dicken Vene. Diese zeigt jedoch etwas schärfere Spitzen.

Alle zu diesem Typus gehörigen Pericyten zeigen große Abplattung in allen Teilen und decken stark die Capillaroberfläche zu. Die Kernstellen und somit auch die Kerne selbst springen nicht deutlich vor.

Weitere Übergangsformen bis zu typischen Muskelfasern konnte ich ebenfalls reichlich und lückenlos in der Zunge und der Submucosa des Magens auffinden, oft an dem gleichen Gefäß auf größere Strecken durch mehrere Schnitte hindurch. So schließt sich an Abb. 162 (Zunge) die in Abb. 163 wiedergegebene 19,5 μ dicke Vene an. Beide Zeichnungen (a und b von 163) betreffen das gleiche Gefäßstück und zwar a) die dem Beschauer zugekehrte, b) die von ihm abgewendete Seite. Die Zellen sind kleiner und reichlicher geworden und umgeben das Endothelrohr allseitig. Man kennt trotz der Kompliziertheit der Form (mit Zacken versehene Verbreiterungen) schon die Tendenz, zirkuläre Bänder zu bilden. Dies tritt in der Doppelabbildung 164 (a obere, b untere Seite), welche eine Vene von ca. 70 μ Dicke aus der Submucosa des Magenfundus darstellt, noch deutlicher hervor. Hier herrschen quere Züge entschieden vor, doch sind immer noch einzelne Verbreiterungen und Zackenbildungen sowie Gabelungen der Bänder vorhanden. Daß es sich wirklich um eine Vene handelt, sieht man allein schon an den vereinzelten, kurzen, eckigen, willkürlich heller dargestellten Endothelzellen, wie sie Arterien niemals besitzen.

Die Komplikation in Gestalt einfacher oder mehrfacher Gabelungen hörte bei einer Breite von 80 μ allmählich auf. Bei 125 μ war der gewöhnliche Charakter der glatten Muskelfasern im allgemeinen erreicht. Abb. 165 stammt wieder aus der Zunge und repräsentiert ein Teilstück einer 80 μ breiten Vene. Es ist die gewöhnliche Muskelfaserform zwar immer noch nicht völlig erreicht, doch würde dies sehr bald eintreten. Mit gewöhnlicher Hämalaun-Eosin-Färbung würden die Zellen schon ziemlich den gewöhnlichen Eindruck machen, da von den Zacken und Gabelästchen nichts zu sehen wäre, auch würden die Kerne die gewöhnliche langgestreckte Form besitzen.

d) Die Pericyten der Katze.

Ich habe jüngere und ältere Tiere untersucht. Dabei habe ich wie beim Hunde die besten Resultate in der Zunge erhalten, weshalb ich mit diesem Organ beginnen will. Die Abbildungen 166 bis 175 stammen daher, und zwar von einem älteren Tier. Die Capillarpericyten sind durchweg viel unregelmäßiger als beim Menschen und Bären, ähneln aber mehr denjenigen beim Hunde. Abb. 166

ist recht kompliziert und enthält zwei Pericyten, von welchen einer sich an vier Capillaren und bei a) an einer postcapillaren Vene beteiligt. Bei a) liegt noch ein Abschnitt, der noch einer anderen Zelle gehört, die wohl mit ihrem Hauptteil das in toto geschwärzte, 10 μ dicke Endothelrohr umgreift. Die Primärfortsätze verlaufen teilweise gerade, teilweise auch etwas geschlängelt. Die Sekundärfortsätze, die verzweigt sein können, sitzen teils direkt an den Hauptstämmen der Primärfortsätze, teils an Nebenästen derselben.

Abb. 167, die etwas an 159 vom Hunde erinnert, aber zierlicher ist, zeigt bei a) ein eigenartiges Netzwerk, welches wohl kaum auf Überkreuzung zurückgeführt werden kann.

Abb. 168 und 169 senden je einen intercapillaren Primärfortsatz aus, wobei der rundliche, scharf umrissene Zelleib an dem kleineren (Abb. 168) oder dem größeren (Abb. 169) Zellabschnitt sitzt. Solches Übergreifen auf sonst getrennte Nachbarcapillaren kommt bei allen bisher untersuchten Vertebraten vor. Es wäre wünschenswert, daß die Genese solcher Zustände studiert würde; man könnte daran denken, daß es die letzten Reste zugrunde gegangener Capillaren seien, wobei die contractilen Sekundärfortsätze verlorengegangen, der reizleitende Hauptfortsatz dagegen erhalten geblieben wäre. Die beiden Pericyten unterscheiden sich etwas sowohl voneinander als auch von den übrigen abgebildeten Capillarpericyten. Bei Abb. 168, welche etwas der Abb. 159 vom Hundemagen gleicht, mag dies auf besonderen Funktionszustand oder vielleicht auch auf cellularindividuelle Variante zurückzuführen sein. Daß es sich um einen echten Capillarpericyten handelt, geht aus dem Kaliber von 6 μ hervor.

Die Zelle Abb. 169 liegt dickeren (8,7 bis 9,3 μ) Gefäßen an und scheint mir eher eine präcapillare zu sein, indem alle Ausläufer breiter und dichter gedrängt sind als bei den postcapillaren, wie solche in Abb. 171 (10 μ dickes Gefäß aus dem Herzen einer jungen Katze) und Abb. 172 (16,7 μ dicke Vene ebendaher) dargestellt sind. Abb. 170 stammt aus Fettgewebe der Zunge und hat schon etwas postcapillaren Charakter. Das Gefäß ist auch schon 8,7 μ dick. Auch bei dieser Zelle scheint (bei a) Netzbildung zu bestehen. Alle diese Postcapillarpericyten zeigen starke und regellose Verzweigung der Primärfortsätze. Auch die Sekundärfortsätze gehen nach allen Richtungen, so daß man im Zweifel sein könnte, ob sie hier den gleichen Wert wie bei den Capillarpericyten besitzen. Wir werden jedoch in der Schlußbetrachtung sehen, daß die Unregelmäßigkeiten die Zellen an ihrer wichtigen Funktion nicht zu hindern brauchen.

Stärkere Gefäße waren weder in der Zunge noch im Herzen imprägniert. Die Abb. 173 (Herz einer jungen Katze) ist die einzige Zelle, welche ich als Präcapillarpericyt ansprechen möchte. Doch habe ich in der Muskulatur keine Zwischenformen zwischen ihr und Abb. 169 erhalten. Etwas anderes ist es mit der Niere.

Die Abb. 174 bis 178 stammen aus diesem Organ und zwar zunächst Abb. 174 bis 176 aus Gefäßbündeln des Markes, nämlich Abb. 174 von einem 18 μ bis 24 μ, Abb. 175 von einem 12,7 μ bis 13,3 μ und 176 von einem 16,6 resp. 19 μ dicken Gefäß. Die beiden Zellen der ersteren Abbildung haben alle den gleichen Charakter, der an Abb. 14 vom Hunde und 105 vom Menschen erinnert, welche Zellen unzweifelhaft einer Arterie angehören, nur daß die Hundezelle etwas länger ist (68,7 μ) als die Katzenzellen (in Abb. 174 jede 48 μ), was begreiflich ist, da die Pericyten ja um so länger werden, je dünner das Gefäß wird resp. je näher sie dem eigentlichen Capillarnetz liegen. Ich wäre deshalb geneigt, sie für Präcapillarpericyten zu halten. Die Abb. 174 lehrt, daß die Zellen, die an und für sich schon einer größeren Gruppe von dichtstehenden, glatten Muskelfasern entsprechen, ganz dicht aneinanderstoßen.

Was nun die Zellen in den Abb. 175 bis 177 betrifft, so stammt 175 von einem 12,7 bis 13,3 μ und 176 von einem 16,6 μ dicken Gefäß aus Gefäßbündeln des Markes, und zwar 175 von einer älteren Katze und 176 von einem erst 5 Tage alten Kätzchen, 177 (10 μ dickes Gefäß) dagegen aus der Nierenrinde einer erwachsenen Katze. Nehmen wir zuerst Abb. 176 vor und vergleichen wir sie mit 177 und 175, welche beiden letzteren, von der Größe abgesehen, in der Form einander recht nahestehen, so scheint ein großer Unterschied zu bestehen. Sieht man aber von den feinen Zacken der Zelle in Abb. 176 ganz ab, so besteht zwischen ihr und der in Abb. 177 abgebildeten eine sehr große Ähnlichkeit: von 176 gehen drei, von 177 vier quere Fortsätze aus; von den äußersten Zweigen in beiden Fällen wieder Seitenzweige ab, die sich wenigstens am oberen Ende der beiden Abbildungen in gleicher Weise verästeln. Daß die Zelle in Abb. 176 zahlreiche feine Seitenzäckchen hat, die Abb. 177 aber nicht, kann darauf zurückzuführen sein, daß erstere von einem viel jüngeren Tier stammt als die letztere, und daß die feinen Seitenzäckchen hier vielleicht nicht contractil sind und somit nicht die gleiche Bedeutung haben wie die gröberen queren Fortsätze. Außerdem stimmt 176 so sehr mit 125 vom Menschen und 175 mit 161 vom Hunde (beide könnten vom selben Gefäßabschnitt stammen) überein, daß wir diese Zellen mit einiger Sicherheit als Postcapillarpericyten ansehen dürfen. Vergleichen wir jedoch Abb. 177 mit den Abb. 170—172, unzweifelhaften Postcapillarpericyten der gleichen Tierart, so besteht nicht entfernteste Ähnlichkeit, zumal die Gefäße 170 und 177 gleich dick sind. Man könnte Abb. 177 also gerade so gut für präcapillar halten. Übrigens zeigen die Pericyten der Niere vielfache Abweichungen von der Norm, wie die Abb. 128, 129, 131, 178 lehren. Erneute Untersuchungen sind hier nötig.

Von besonderem Interesse ist Abb. 178, in der eine eigenartige Zelle eine Glomerulusschlinge umgreift. Dem scharf cirkumscripten ellipsoidischen Zellleib nach ist es ein Capillarpericyt, die capillarumgreifenden Fortsätze ähneln aber in keiner Weise den kurzen Sekundärfortsätzen der gewöhnlichen Capillarpericyten, sondern vielmehr den weit herumfassenden Querfortsätzen der Präcapillarpericyten, nur sind sie unverhältnismäßig schmaler, was wohl auf die besondere Stellung der Glomeruluscapillaren zurückzuführen ist. Der arterielle Charakter der letzteren prägt sich also auch an den Pericyten aus.

Wie ganz anders sieht doch der in Abb. 179 wiedergegebene Pericyt einer Läppchencapillare der Leber aus! Die wie bei der Zelle 132 von der Menschenleber mit Zacken versehenen Verzweigungen und blattartigen Verbreiterungen erinnern sehr an den postcapillaren Typus. Auch finden wir hier eine weitgehende Netzstruktur, wie wir sie beim Menschen teilweise gesehen haben (Abb. 134) und beim Schwein wieder sehen werden. Man würde unter Tausenden von Pericyten diese Leberform sofort herausfinden. Daß es nicht eine der Endothelzellen ist, an denen wir ja auch eine, aber sehr feine Netzstruktur gefunden haben, geht aus der freien Verzweigung, fast ohne Netzbildung, des oberen Fortsatzes hervor. Zwei runde Löcher entsprechen Abgangsstellen von engeren Capillaren, auf welche der Pericyt sich nicht weiter erstreckt.

Ein besonderes Interesse dürften auch die drei Abbildungen 180—182 erregen, die von einem jüngeren Individuum stammen. Es sind nämlich Capillarpericyten des Kleinhirns. Ich hatte, als ich schon das Vorhandensein der Capillarpericyten in verschiedenen Organen festgestellt hatte, gleichwohl nicht erwartet, solche im zentralen Nervensystem zu finden, da man ja an sämtlichen Venen im Schädelinnern die glatten Muskelfasern vermißt. Leider habe ich kein einziges etwas stärkeres Gefäß mit imprägnierten Pericyten gefunden. Daß es jedoch präcapillare Übergangsformen im Zentralnervensystem geben muß, darf man deshalb annehmen, weil die Arterien bis in die feinsten Äste hinein glatte Muskelfasern besitzen und an den äußersten Enden der Pialarterien, wie wir früher (III, 1) gesehen haben, verzweigte glatte Muskelfasern (Abb. 52) auftreten, die ja sonst stets zu den eigentlichen Pericyten überleiten.

Man kann an den Zellen die mehrfach verzweigten und verbreiterten Primär- und die Sekundärfortsätze meist gut voneinander unterscheiden, besonders bei Abb. 180, die, abgesehen von dem stark vorspringenden Zelleib und dem dünnen geschlängelten Intercapillarfortsatz, noch am einfachsten gestaltet ist. Abb. 181 erinnert sehr an den Capillarpericyten des Hundemagens, zumal auch der Zelleib nicht so vorspringt. Es sind diese drei die einzigen Zellen, die ich am genannten Ort habe auffinden können. Das Endothelrohr wird sehr leicht imprägniert, oft so vollständig, daß man ein Injektionspräparat vor sich zu haben glaubt. Vielleicht ist dieser Umstand die Ursache, daß man wegen der kontinuierlichen Schwarzfärbung von den Pericyten trotz ihrer Imprägnierung nichts sieht. Es wird jetzt notwendig sein, auch die Hirnvenen noch einmal auf contractile Elemente zu untersuchen, vielleicht wird man da doch wenigstens modifizierte Pericyten finden.

Auch in Speicheldrüsen der Katze habe ich vereinzelte Capillarpericyten gesehen, doch habe ich auf ihre Abbildung verzichtet, da sie sich von der gewöhnlichen Form nicht wesentlich unterschieden und ihre Imprägnierung meist etwas mangelhaft war.

In den Abbildungen 183 bis 185 gebe ich noch zum Vergleich die Abbildungen von drei fixen Bindegewebszellen aus dem Myokard, die keine erkennbaren Beziehungen zu Blutgefäßen hatten. Sie zeigen sehr die Tendenz zu Verbreiterungen. An diesen fallen der schleierartig dünne Grund und die netzartigen Verdickungen des Protoplasmas auf, wodurch sie an die Verwandtschaft mit den Endothelzellen der Drüsen, besonders der Niere (Abb. 7) denken lassen.

e) Die Pericyten des Igels.

Von ihm habe ich nur ganz vereinzelte Capillarpericyten in der Zunge erhalten. Das schönste Exemplar habe ich gezeichnet (Abb. 186). Der Zelleib steckt gerade in einem Gabelwinkel und springt deshalb nicht vor. Das Gesamtbild ist demjenigen bei den Capillarpericyten des Menschen und Bären ganz unähnlich, d. h. bedeutend komplizierter, und deckt das Endothelrohr viel mehr von allen Seiten. Die Form gleicht mehr derjenigen bei Hund und Katze. Man kann die verzweigten und teilweise recht unregelmäßig verlaufenden Primärfortsätze gut von den sekundären unterscheiden, obgleich diese oft sehr verschieden lang und gegabelt sind.

f) Die Pericyten des Kaninchens.

Ich habe auch bei diesem nur die Zunge untersucht, da ich mir nach den bei anderen kleineren Säugern gemachten Erfahrungen den sichersten Erfolg versprach. Es waren nur Capillarpericyten imprägniert (Abb. 187). Sie besitzen alle ganz gleichen Charakter. Verzweigte, ziemlich plumpe und unregelmäßige Primärfortsätze, von denen gut ausgeprägte, aber gedrungene breite Sekundärfortsätze ausgehen. Am meisten ähneln die Zellen noch dem Postcapillarpericyten 160 (Hund), dann dem Capillarpericyten 157 (Hundezunge) und 168 (Katzenzunge), doch wird beim Kaninchen das Endothelrohr viel stärker zugedeckt. Meist findet man zwei oder drei Primärfortsätze und mehrere kleinere Ästchen derselben am gleichen Capillarstück. Eigenartig ist bei der linken Zelle der gestielte, stark vom Gefäß abgehobene birnenförmige Zelleib, dessen jedenfalls rundlichen Kern man bei gewöhnlicher Kernfärbung gewiß nicht zur Capillare rechnen würde.

Von den übrigen Säugern, Ratte, Meerschweinchen, Schwein und Rhesusaffe, habe ich nur die Leber untersucht.

g) Die Capillarpericyten der Rattenleber.

Abb. 188 und 189 zeigen zwei Capillarpericyten, welche von denjenigen der bisher besprochenen Säugerlebern recht verschieden sind. Der Zelleib ist rundlich verdickt. Die Fortsätze, die in der Mehrzahl von ihm abgehen können, sind reich verzweigt, doch so, daß man nicht eigentlich zwischen Primär- und Sekundärfortsätzen in dem für gewöhnliche Capillarpericyten sonst geltenden Sinne scharf unterscheiden könnte. Wie es sonst bei postcapillaren Venen die Regel ist, finden sich hier Verästelungen fast auf allen Seiten der Capillaren, ohne daß Anastomosen zu sehen wären. Da ich jedoch nur ganz wenige Pericyten gefunden habe, vermag ich nicht anzugeben, ob dies hier die Regel ist. Die Zelle Abb. 186 sendet zwei Intercapillarfortsätze zu der gleichen Nachbarcapillare, wo sie sich in verschiedenem Grade ausbreiten.

h) Die Capillarpericyten der Meerschweinchenleber.

Abb. 190 zeigt zwei derselben von einer Läppchencapillare. Der eine, dem Beschauer zugekehrte, ist schwarz, der andere auf der Unterseite gelegene in grauem Ton gehalten. Es fällt die mehr zirkuläre Anordnung der verhältnismäßig sehr feinen Fortsätze auf, die sich gabeln können und Anastomosen bilden, so daß das Ganze einem das Gefäß vollständig umhüllenden Gitter mit langen queren Maschen gleicht. Vielleicht wird ein Teil der sogenannten Gitterfasern von solchen ununterbrochen aneinandergereihten Pericyten gebildet. Es wäre dies noch zu untersuchen.

i) Die Capillarpericyten der Schweineleber.

Bei diesem Tier habe ich die Leberpericyten stets am besten und reichlichsten und oft in zusammenhängenden Reihen imprägniert erhalten. Betrachten wir die beiden Abb. 191 und 192, welche den allgemeinen Zellcharakter gut wiedergeben, so bemerken wir zunächst, daß wegen der Kürze unverzweigter Capillarstücke eine Zelle in der Regel auf Gabeläste übergreift, und alle mehr oder weniger unregelmäßige Gestalt besitzen. Jede Zelle weist einen verzweigten Stamm auf, der im breitesten Teil den Kern enthält. In Abb. 191 ist derselbe nicht mit imprägniert, daher besitzt die Zelle an seiner Stelle einen runden Defekt. Die unmittelbaren Stammäste verlaufen vielfach mehr oder weniger quer (Abb. 192) und können weit um das Gefäß herumgreifen. Von diesen Ästen gehen feine, oft sehr feine Zweigchen ab, die so zahlreiche Anastomosen bilden können, daß ein mit verschieden weiten, unregelmäßigen Maschen versehenes Netzwerk entsteht. Eigentümlich ist, daß die Knotenpunkte vielfach rundlich verdickt sind (Abb. 191). Von diesen Knoten gehen dann oft noch zahlreiche feinste Fädchen radiär aus, die bald frei endigen, bald aber in den gröberen Maschen ein feinstes Maschenwerk bilden. So bildet denn, wie beim Meerschweinchen, auch beim Schwein jede Zelle ein die Capillare umfassendes Netz, das hier ein unverhältnismäßig viel komplizierteres ist.

Die Zellen sind sehr verschieden lang, so mißt Abb. 191 111,3 μ, die Zelle in Abb. 192 (gleiche Vergrößerung) erreicht nicht die Hälfte. Bei dieser letzteren Zelle sind die größeren Fortsätze viel reichlicher und dichter stehend und zeigen regelmäßig feine Seitenzacken, womit die Nachbarzellen untereinander in Verbindung stehen können. Es ist zu vermuten, daß hier die meisten feinen Verbindungen nicht imprägniert sind.

k) Die Capillarpericyten der Rhesusaffenleber.

Abb. 46 stellt das Stück eines Leberschnittes dar und zeigt alles, was ich bei diesem Tier überhaupt an Pericyten erhalten habe. Es scheinen auch die feinzackigen Ausläufer Netze mit gestreckten Maschen zu bilden. Die Capillare enthält auch einen Endocyten, wovon schon die Rede war.

5. Die Bedeutung der Pericyten.

Wir haben im obigen Kapitel den Nachweis zu erbringen gesucht, daß nicht nur bei den Amphibien, sondern ganz allgemein bei den Vertebraten die Blutcapillaren von einer besonderen Zellenart umsponnen werden, welche in beiden Richtungen nach den Arterien und den Venen hin, durch Zwischenformen allmählich in die glatten Muskelfasern derselben übergehen. Es könnten nun aber Skeptiker zwar das Vorhandensein von Zellen, welche das Endothelrohr mehr oder weniger umspinnen, zugeben, dieselben aber für fixe Bindegewebszellen erklären, deren Formen ja je nach der Lokalität sehr variieren; ich erinnere nur an die oft so zierlichen Corneazellen und an die Flügelzellen der Sehnen. Nun sind gerade im Herzen des Menschen, wo ich so zahlreiche und vollständige Pericyten gefunden habe, und an vielen anderen Stellen fixe Bindegewebszellen oft so reichlich imprägniert worden, daß man sie gut studieren und mit den Pericyten vergleichen konnte. Ich habe besonders nach solchen Zellen gesucht, welche engere Beziehungen zu kleineren Gefäßen hatten, und auch solche gefunden. Abb. 139 und 140 sind solche Zellen. Besonders die erstere ist ausschließlich einem Blutgefäß, und zwar einer kleinen Arterie von 24 μ Dicke angelagert und gehört der Adventitia an. Abb. 140 stellt eine Zelle dar, die eine postcapillare Vene membranartig umhüllt und mehrere Ausläufer aussendet, die irgendwo, ohne besondere Beziehungen zu einem anderen Gefäß zu gewinnen, zwischen den Muskelfasern frei endigen, während, wenn ein Pericyt einen Fortsatz aussendet, dieser ausnahmslos an eine andere Capillare herantritt, um sich dort zu verzweigen und Sekundärfortsätze zu bilden. Im übrigen gleichen diese fixen Bindegewebszellen den Pericyten ebensowenig wie die frei im Gewebe liegenden. Ich habe eine solche in Abb. 141 vom Menschen und in den Abb. 183—185 von der Katze (ebenfalls Myokard) abgebildet. Bei der Katze sind die Fortsätze vielfach schleierartig verdünnt und zeigen ganz wie die Endothelzellen der Drüsencapillaren fadenartige und zu einem Netz verbundene Verstärkungen und sogar eine Randverdichtung, so daß man eher von einer Verwandtschaft der Bindegewebszellen mit den Endothelzellen als mit den Pericyten sprechen kann.

Außerdem haben wir bei dem Frosch, der Amsel und dem Menschen lückenlose Übergangsformen von unzweifelhaften glatten Muskelfasern bis zu den Capillarpericyten und auch beim Hunde von diesen bis zu den Muskelfasern der Venen beobachtet. Es steht also außer allem Zweifel, daß die Pericyten die Vertreter der glatten Muskelfasern an den Capillaren, den präcapillaren Arterien und den postcapillaren Venen sind, wie dies ja schon *S. Mayer* für den Salamander bestimmt angegeben hat. Nur fragt es sich, ob die Funktion der Pericyten ganz die gleiche sei wie diejenige der typischen glatten Muskelfasern, eine Frage, die wohl berechtigt ist, wenn man an den großen Formunterschied zwischen beiden denkt.

Da müssen wir uns zunächst der Tatsache erinnern, daß an den Capillaren Nerven nachgewiesen sind, und daß nach elektrischen Reizungen, wie *Stricker* u. a. gezeigt haben, eine Verengerung der Capillaren stattfindet, aber keine Verkürzung. In neuerer Zeit (1908) haben nun *E. Steinach* und *R. H. Kahn* solche Versuche an Capillaren ausgeschnittener, durchsichtiger Gewebe, und zwar der Nickhaut und der Membrana perioesophagealis von Rana temporaria (fusca) und esculenta, ferner des Omentums junger Katzen und Meerschweinchen vorgenommen, jedoch bevorzugten sie die Nickhaut von Rana temporaria, und zwar hier nur Gefäße von 8—26 μ Dicke. Zur Reizung benutzten sie Induktionsströme und intermittierende Kettenströme. Über die Versuchsanordnung müssen wir auf die Arbeit selbst verweisen. Die Bilder waren sehr mannigfaltige: bald kontrahierten sich ganze Strecken, bald jedoch nur einzelne Stellen in gewissen Abständen, so daß die Capillaren rosenkranzartige Figuren bildeten. Die Kontraktion ging schließlich so weit, daß aus den weiten Gefäßen ein dünner, langgestreckter, kompakter Strang entstand. In allen Fällen hatte sich das Endothelrohr längsgefaltet. Sie schließen daraus, daß das Endothelrohr nur passiv an der Kontraktion beteiligt sei, daß vielmehr die Contractilität ihren Sitz in Gebilden habe, welche — analog der Anordnung der glatten Muskelfasern an den großen Gefäßen — die Capillarwand ringförmig umgeben, und sie glauben, daß diese Elemente die *Rouget*schen Zellen seien. Sie sagen wörtlich: „Auf Grund unserer Versuche scheint es gerechtfertigt, diesen verästigten Capillarwandzellen das Vermögen beizumessen, sich bei Reizung zusammenzuziehen und bei maximaler Tätigkeit die Capillare bis zur gänzlichen Aufhebung des Lumens zu verengern. Hieraus ergibt sich die prinzipielle Gleichheit des Vorganges bei der Capillarkontraktion und des Vorganges bei der Kontraktion der großen Blutgefäße."

Daß gewisse Capillarstrecken eine eigentümliche Disposition zur Zusammenziehung haben, während andere Strecken trotz Reizung sich nicht zusammenziehen, glauben sie darauf zurückführen zu sollen, daß die Besetzung der Wand mit contractilen Zellen eine sehr verschieden dichte sein, resp. daß diese ganz fehlen könnten.

Die venösen Anteile des Capillarsystems zeigen gleichfalls echte Contractilität, doch ist die Kontraktion „weniger energisch, verläuft langsamer und gedeiht selten bis zum völligen Verschwinden des Lumens, bis zur Strangbildung; immerhin wird die Einschnürung so stark, daß keine Blutkörperchen mehr passieren können". Diese Eigentümlichkeit spreche für eine größere Armut an verästelten Elementen.

Die Autoren geben nicht an, daß sie selbst die contractilen Elemente gesehen haben und kopieren nur die *Rouget*schen Figuren. Sie sagen jedoch, daß an Stellen stärkster ringförmiger Einschnürung immer zwei Kerne vis-à-vis liegen, was auch in ihren Abbildungen 4—7 auf Tafel 2 erkennbar ist.

Es geht aus allen physiologischen Versuchen hervor, daß bei den Capillaren die Contractilität nur zirkulären Elementen innewohnen kann, nicht aber längsverlaufenden. Nun bestehen aber alle Pericyten aus zirkulären (Sekundärfortsätzen) und längsverlaufenden Teilen (Primärfortsätzen), von denen die ersteren, wenigstens bei den Capillarpericyten der Amphibien, wie schon *Rouget* angibt, und den Präcapillarpericyten der übrigen Vertebraten weit um das Gefäß herumgreifen. Es können also nur die querverlaufenden Sekundärfortsätze contractil sein, müßten demnach parallelfibrillär struckturiert sein, während die längsverlaufenden Zellabschnitte nur aus indifferentem Sarkoplasma bestehen könnten. Dies wird auch plausibel, wenn wir von den gewöhnlichen querstehenden glatten Muskelfasern der Arterien ausgehend bis zu den Capillarpericyten fortschreiten und dabei konstatieren, daß, mögen die Längsteile beschaffen sein wie sie wollen, geschlängelt oder gerade, breit oder schmal, mögen sie selbst Äste durch das Zwischengewebe hindurch zu einer Nachbarcapillare senden, die queren Sekundärfortsätze in regelmäßiger Anordnung unmittelbar im Kontakt mit der äußeren Gefäßoberfläche stehen und so besonders in den Vordergrund treten. Allerdings muß ich dazu bemerken, daß ich die contractilen Fibrillen, die bei typischen glatten Muskelfasern oft so deutlich zu erkennen sind, bei den Pericyten noch nicht gesehen habe. Sie können hier also nicht so reichlich vorhanden und so bestimmt ausgeprägt sein wie dort. Augenscheinlich bestehen auch hierin Unterschiede bei den Vertebraten. So sind bei den Amphibien die Zustände insofern primitiver, d. h. stehen die Pericyten den glatten Muskelfasern näher, als in dem Grundhäutchen der Capillaren die queren Fortsätze im optischen Querschnitt als helle Pünktchen gut hervortreten, während bei Säugern dieselben so dünn sind, daß sie nur bei intensiver Färbung (Golgimethode) zu erkennen sind.

Wenn man nun im *Steinach-Kahn*schen Sinne überall da, wo die Sekundärfortsätze ganz herumgehen, wohl an allgemeines Zusammenschnüren und Verengerung der Gefäße bis zur Lumenlosigkeit denken kann, so ist dies in den Fällen, wo die Sekundärfortsätze nicht ganz herumgehen, sondern nur einen gewissen Längsstreifen einnehmen, wie ganz gewöhnlich an den Capillaren des Menschen und Bären, ausgeschlossen, es könnte da nur zu einer geringen Verengerung kommen. Es ist überhaupt fraglich, ob es auch im ersteren Falle unter gewöhnlichen Verhältnissen (elektrische Reizungen können doch keinesfalls darunter gerechnet werden) zu vollständigem Capillarverschluß je kommt. Wenn nun also bei der Kontraktion der Pericyten ein vollständiger Verschluß der Capillaren nicht eintritt oder gar nicht eintreten kann, was haben denn da die Pericyten überhaupt für einen Nutzen? Ich will versuchen, klarzumachen, wie ich mir ihre Wirksamkeit vorstelle.

Zu dem Behufe möchte ich meine Arbeit aus dem Jahre 1886, in der ich über Injektion von Spalten („circumvasale Safträume"), in denen die Pericyten stecken, berichtete, wieder in Erinnerung bringen. Ich habe schon weiter oben davon gesprochen. In dem benutzten Carminleim war der Carmin nur zu einem ganz geringen Teil feinkörnig ausgefällt und ist, soweit er gelöst blieb, während der langsam ausgeführten Injektion durch das Endothelrohr ausgetreten und dann erst ausgefällt worden. Der ganz schwach rosa gefärbte Leim ist jedoch in dem Lumen zurückgeblieben. Es hat also eine Filtration stattgefunden und nicht etwa ein Austreten der unveränderten Injektionsmasse durch Risse des Endothelrohrs. Denn dann müßte der Gefäßinhalt und die ausgetretene Masse gleich beschaffen, gleich intensiv gefärbt sein, was durchaus nicht der Fall ist. Der Vorgang hat sich am ganzen Gefäßsystem der Glaskörperhaut abgespielt, aber nicht überall im gleichen Grade, so daß man die verschiedensten Phasen desselben gut studieren konnte. Es muß gleich festgestellt werden, daß auch nicht an dem kleinsten Gefäßstückchen die Masse gleichmäßig an der gesamten Gefäßoberfläche nach allen Seiten ausgetreten ist, denn dann müßte ein roter Mantel das Endothelrohr allseits umgeben. Statt dessen hat der Austritt nur auf der Glaskörperseite stattgefunden und zwar in ganz charakteristischer Weise.

Betrachtet man die Abbildungen[1]) 63—65 und 70—75, so erkennt man zunächst, daß die Carminlösung ausnahmslos dort ausgetreten ist, wo ein Pericyt dem Capillarrohr anliegt, und zwar zunächst an den Rändern des Zelleibes und der ihm zunächst liegenden Ausläuferabschnitte. Dadurch kommt es, daß man in den Abb. 70 (arterielle Capillare) bei α, 73 und 74 (eigentliche Capillaren) und 72 (postcapillare Vene) teilweise die Pericyten scharf (im Präparat dunkelrot) konturiert sieht. Man bemerkt auch, daß die Flüssigkeit oft gleich den Ausläufern entlang zur Ansatzstelle der Glaskörpermembran an den einander gegenüberliegenden Seiten des Gefäßrohrs fließt, um sich dort anzusammeln; daher kommt es, daß auch die Ausläufer doppelt konturiert sind.

Wir haben uns hierbei wohl vorzustellen, daß die Flüssigkeit an der ganzen mit dem Pericyten in Berührung stehenden Fläche des Capillarrohrs austritt, aber durch den Druck der Zelle nach deren Rändern gedrängt wird, um welche herum sie in den peripheren, zwischen Zelle und Grundhäutchen gelegenen Spalt gelangt. Es ist leicht verständlich, daß da, wo die Zelle am dicksten ist,

[1]) Ich habe der einfacheren Reproduktion halber alles grau in grau gezeichnet, doch sind im Präparat alle Kerne blau, die Injektionsmassen jedoch rot, wie ich es auf der Tafel bei meiner ersten Arbeit (1886) wiedergegeben habe.

also an der kernhaltigen Stelle, die Carminlösung zuletzt auftritt. Dies ist eine ganz gewöhnliche Erscheinung, wie ich sie auch in den Abb. 74 und 63 abgebildet habe. In 74 sieht man die Zelle oben erst konturiert; in der Mitte ist der Kern nebst einem schmalen Protoplasmasaum noch unbedeckt. Unten rechts liegt ein Endothelkern, auf welchem die Füllung ebenfalls noch unvollständig ist, ebenso in Abb. 73 oben; es ist begreiflich, daß auch hier der Endothelkern durch sein, wenn auch geringes Vorragen nach außen dem Vorbeifließen Schwierigkeiten bereitet und auch selbst keine Flüssigkeit durchtreten läßt.

Die Abb. 63 zeigt, daß die äußersten Fortsatzenden zunächst frei geblieben sind, daß also hier wohl nicht direkt Flüssigkeit austritt, sondern erst sekundär hinfließt, und zwar an den hier in dem Grundhäutchen steckenden Ausläufern entlang.

Daß bei vollständigem Umfließen der Zellen die Hauptmasse sich nicht zwischen ihnen und dem Endothelrohr, sondern im peripheren Spalt ansammelt, zeigt Abb. 70 (präcapillare Arterie), wo die Zellen in Kantenansicht vorliegen und die peripheren Konturen viel dunkler gezeichnet sind, weil sich eben dort viel mehr Carmin angesammelt hat. Dies muß begreiflicherweise jedesmal eintreten, wenn die Pericyten sich auch nur leicht kontrahieren, weil sich dann der innere Spalt verengt und der äußere erweitert. Da nun aber die Begrenzung des peripheren Spaltes bei solcher Ansicht stets scharf und ununterbrochen ist, scheint die Flüssigkeit die Spaltwand hier nicht zu durchdringen, sondern nur nach den Seiten in die die Fortsätze bergenden Kanälchen abfließen zu können, welche, wie Abb. 61 zeigt, von dem Grundhäutchen gebildet werden. Wo gelangt sie aber dann hin?

Um darüber ins klare zu kommen, müssen wir folgende Überlegung anstellen. Durch den Blut- resp. Injektionsdruck werden die Capillarwände gespannt, der Querschnitt möglichst kreisförmig; durch die Spannung der Glaskörpermembran infolge des intraokularen Drucks wird an den einander gegenüberliegenden Ansatzstellen derselben an den Grundhäutchen der Capillaren ein Zug ausgeübt, es findet also hier eine Druckentlastung statt, so daß der Inhalt der Pericytenspalten dorthin abfließt und sich zunächst in den an diesen Loci minoris pressionis befindlichen Abschnitten der Querfortsatzkanälchen ansammelt. Nun sieht man aber regelmäßig, daß sich hier die Carminlösung bei stärkerer Ansammlung diffus ausgebreitet hat. Es scheint demnach von hier aus die Flüssigkeit nicht mehr in geschlossenen Bahnen weitergeleitet zu werden, sondern die Grundsubstanz der Glaskörpermembran diffus zu durchtränken. Daß dem so ist, kann man an meinem Präparat an allen Orten in verschiedensten Graden erkennen. In den Abbildungen 63, 73 und 74 sieht man die ersten Anfänge; in Abb. 64 ist es schon etwas weiter gediehen; in Abb. 75 sieht man die diffuse Durchtränkung der Grundsubstanz besonders stark an der Capillare entlang, sie macht sich aber auch schon in der Umgebung bemerkbar. Auch Abb. 65 zeigt sehr deutlich, daß der Carmin sich am stärksten an der Ansatzstelle der Glaskörpermembran angesammelt hat, am Intercapillarfortsatz eines Pericyten von beiden Enden desselben her entlanggeflossen ist und sich in der Grundsubstanz diffus auszubreiten beginnt.

Es geht aus alledem hervor, daß nicht etwa die Pericyten zuerst die Flüssigkeit in toto aufnehmen, in ihrem Protoplasma weiterleiten und sie dann an andere Zellen und Gewebsbestandteile weitergeben, da die Zellen mit ihren Ausläufern gewöhnlich hell in dem dunklen Carmin zu erkennen sind und nur dann schwer oder nicht zu sehen sind, wenn der Farbstoffmantel zu dick und dicht geworden ist. Es geht ferner daraus hervor, daß, wenn auch die aus den Capillaren durch das Endothelrohr ausgetretene Flüssigkeit zunächst in von Zellen unvollständig ausgefüllte, circumscripte und die Zellform wiedergebende Spalträume gelangt, die Weiterverbreitung nicht in Saftlücken, sondern diffus durch die Grundsubstanz des anstoßenden Gewebes stattfindet; ob dies ganz gleichmäßig durch die Intermolekularspalten geschieht oder ob es wieder Stellen leichterer Passierbarkeit gibt, wie es *Budge* für die Intercellularsubstanz des hyalinen Knorpels behauptete, mag je nach der Art der verschiedenen Gewebe verschieden sein.

Angenommen, es wäre alles, was wir über das Austreten und Verbreiten der gefärbten Flüssigkeit in dem Glaskörper gesagt haben, richtig, so wissen wir doch noch nicht, was die Pericyten im allgemeinen und besonderen für eine Rolle spielen. *Steinach* und *Kahn* sind der Meinung, daß diese Zellen die Capillaren zusammenschnüren, das Lumen zum Verschwinden bringen und das Hindurchströmen des Blutes vollständig verhindern können. Zugegeben, daß dies überall da, wo die Querfortsätze der Pericyten die Gefäße vollständig umfassen, bei intensiver elektrischer Reizung eintreten kann und auch eintritt, z. B. bei Adrenalinanwendung, so ist es doch sehr unwahrscheinlich, daß die Gefäße, vor allem die Capillaren, sich unter normalen, gewöhnlichen Verhältnissen überhaupt je so stark zusammenziehen, geschweige denn bei den Säugern, wo, wie wir gesehen haben, die zarten Sekundärfortsätze der eigentlichen Capillarpericyten nie die Capillaren so vollständig wie bei den Amphibien umgreifen, ein vollständiger Verschluß daher überhaupt ausgeschlossen erscheint und nur bei den Präcapillarpericyten eintreten könnte, welche ja auch geradezu rinnenartige Eindrücke an der äußeren Oberfläche des Endothelrohrs, wenigstens im Nierenmark, hervorrufen können (Abb. 14, Hund; Abb. 15, Mensch). Ist denn aber ein solcher totaler Verschluß der Capillaren für ihre Haupttätigkeit überhaupt nötig?

Abgesehen davon, daß sie mit den übrigen Gefäßen zusammen als Zentralheizungsröhren besonders für die Haut dienen, bringen sie im Blute die zur Ernährung usw. der Gewebe dienenden Substanzen überallhin und die Rohstoffe für die Sekretfabrikation zu den Drüsen und lassen die die betreffenden Substanzen enthaltende Flüssigkeit durch das Endothel hindurchtreten. Nun wäre es unzweifelhaft nützlich, wenn Vorrichtungen vorhanden wären, welche die austretende Flüssigkeitsmenge den jeweiligen Bedürfnissen entsprechend zu verändern und dadurch die Versorgung der Organe zu regeln imstande wären, ohne die Zirkulation zu stören, d. h. also ohne Verengerung oder gar Verschluß der Leitungsröhren.

Nun, diese Regulatoren sind eben die Pericyten: Da die Flüssigkeit, wenigstens sicher in der Glaskörperhaut des Frosches und wahrscheinlich auch in vielen Organen der übrigen Vertebraten, nicht gleichmäßig durch das gesamte Endothelrohr in einen einheitlichen zylindermantelförmigen Lymphspalt, sondern nur gerade da, wo die Pericyten liegen, in einen diese umfassenden Spalt austritt, genügt schon eine leichte Kontraktion der Sekundärfortsätze, deren äußerste Enden wir uns in dem Grundhäutchen festhaftend zu denken haben, um die Zelle gegen die Austrittsstelle der Flüssigkeit anzupressen und den Austritt abzuschwächen oder ganz zu verhindern, ohne daß das Gefäßkaliber irgendwie verändert zu werden brauchte. Die Längsfaltung des Endothelrohrs wäre hier nicht einmal erwünscht, da, wenn auch dadurch die Austrittsflächen verschmälert würden, die Pericyten sich viel besser an eine glatte als eine gefaltete Fläche anlegen können.

Selbst für die intensive Blutleere der Gewebe bei Adrenalinanwendung oder der Haut allein infolge psychischer Einflüsse brauchen oder können nach Lage der Dinge die eigentlichen Capillarpericyten nicht verantwortlich gemacht werden. Es genügt schon, daß die vollständig herumgreifenden Präcapillarpericyten durch intensive Kontraktion die Arterienenden ad maximum verengern, so daß den Capillaren selbst der Zustrom abgeschnitten wird. Der Lymphdruck im umgebenden Gewebe wird dann bald für das vollständige Kollabieren und Entleeren der Capillaren in die Venen hinein sorgen. Deren Kontraktion ist ja, wie *Steinach* und *Kahn* angeben, „weniger energisch, verläuft langsamer und gedeiht selten bis zum völligen Verschwinden des Lumens". Diese werden also die maximale Entleerung der Capillaren nicht hindern, sondern in ihren Anfängen aus dem gleichen Grunde schließlich selbst entleert werden.

Damit soll nicht gesagt sein, daß eine Verengerung der Blutcapillaren durch die aktive Tätigkeit der Capillarpericyten überhaupt nicht eintreten könne. Ist der sie treffende Reiz stark genug, so kann eine solche überall da stattfinden, wo querverlaufende Sekundärfortsätze in regelmäßiger Reihenfolge ausgebildet sind, und die Verengerung und eventuell auch Längsfaltung des Endothelrohrs wird um so stärker sein, je weiter diese Fortsätze herumgreifen. Ich habe ja auch Pericyten gezeichnet und beschrieben, bei welchen die queren Fortsätze stark, vielleicht sogar ad maximum verkürzt sind (Abb. 119, Mensch und Abb. 158, Hund). Vergleicht man Abb. 115 mit 119, so könnte man sich eine solche Verkürzung der Querfortsätze[1]) überhaupt nicht ohne erhebliche, eventuell mit Längsfaltung des Endothelrohrs verbundene Verengerung des Lumens vorstellen. Nimmt man an, daß die Peripherie des kreisförmigen Capillarquerschnittes nur um $^{2}/_{5}$ verkleinert würde, so würde der neue Querschnitt nur wenig mehr als ein Drittel des ursprünglichen betragen.

Daß eine solche Verengerung nicht notwendig ist, haben wir schon gesehen und geht auch daraus hervor, daß bei verschiedenen Säugern die Sekundärfortsätze der Capillarpericyten gar nicht so regelmäßig der Quere nach angeordnet sind, was bei den unmittelbar sich anschließenden Postcapillarpericyten ganz allgemein die Regel ist, so daß hier also eine nennenswerte Verengerung überhaupt nicht eintreten kann. Dagegen ist hier ein Andrücken der meist verbreiterten, oft blattartigen Fortsätze, welche wir uns mit den äußersten Enden in dem Grundhäutchen befestigt zu denken haben und dadurch eine Regulierung des Flüssigkeitsaustrittes sehr gut möglich. Der Unterschied in der Funktion zwischen den Pericyten mit gleichmäßigen, der Quere nach geordneten Sekundärfortsätzen und denjenigen mit regelloser Ausbreitung derselben liegt meines Erachtens darin, daß die ersteren viel prompter und energischer zu

[1]) Die Verdickung der Primärfortsätze an den Ansatzstellen der Sekundärfortsätze spricht für eine solche und gegen ein Ausbleiben der Imprägnation.

wirken im Stande sind als die letzteren mit ihrem mehr venösen Charakter, was gut mit den Beobachtungen von *Steinach* und *Kahn* übereinstimmen würde.

Ich bin mir wohl bewußt, daß eine direkte Übertragung der beim Frosch gemachten Erfahrungen auf die Wirbeltiere und besonders auf den Menschen sehr gewagt ist. Aber die Bauverhältnisse der Gefäßwände sind, wie wir gesehen haben, in manchen Beziehungen so ähnlich, daß man wohl auf ähnliche Vorgänge schließen darf. Ich hoffe, daß meine Darlegungen zu weiteren, erneuten, histophysiologischen Untersuchungen auf dem so wichtigen Gebiete Anregung geben werden. Man wird dabei finden, daß in manchen Organen die Verhältnisse von den geschilderten nicht unerheblich abweichen. Ich erinnere nur an den eigenartigen Bau der Capillarendothelien in den Drüsen, an die Endocyten der Leber und die von der gewöhnlichen Form so abweichenden Capillarpericyten des gleichen Organs. Ob diese noch kontraktil sind, ist mir sehr fraglich. Auch in bezug auf die Pericyten der Glomerulusschlingen kann man sich kaum vorstellen, daß die in so reichlichen Mengen austretende Flüssigkeit nur unter den äußerst schmalen Querfortsätzen hervorkommen sollte. Hier dürfte doch wohl das ganze Endothelrohr in Anspruch genommen werden, und die Regulierung würde hauptsächlich durch die Muskelfasern der A. afferens resp. durch Verengerung und Erweiterung des Lumens derselben bewerkstelligt, wobei natürlich ein Zusammenschnüren der Glomerulusschlingen durch die vollständig herumgreifenden, wenn auch dünnen Querfortsätze der Pericyten wohl denkbar ist. Auch ist es noch dunkel, wie die Regulierung im Bereich der venösen Capillaren der Milz und im Knochenmark zustande kommt. In ersterem Organ ist es mir noch nicht gelungen, Pericyten nachzuweisen. Manche anderen Organe habe ich überhaupt noch nicht untersucht.

Leider stehen den Untersuchungen auf dem Gebiete der Pericytenforschung noch große Schwierigkeiten im Wege. Diese liegen in dem vielfachen Versagen der bisher gebräuchlichen Methoden. Nachuntersucher stehen deshalb vor der Hauptaufgabe, zunächst eine Methode auszuarbeiten, welche es erlaubt, ausnahmslos alle Pericyten, wo sie sich auch finden mögen und ihre Struktur deutlich sichtbar zu machen. Steht eine solche zur Verfügung, dann bietet sich ein großes Feld ersprießlicher Tätigkeit.

Daß es mir möglich wurde, dieser Arbeit eine so große Zahl von Abbildungen beizugeben, verdanke ich der Hochherzigkeit der medizinischen Fakultät der Hochschule Bern, die auf den wohlwollenden Antrag des Herrn Professor *Strasser* hin mir eine namhafte Summe als Zuschuß zu den Herstellungskosten der Tafeln bewilligt hat. Ich fühle mich gedrungen, auch an dieser Stelle meinen aufrichtigsten Dank auszusprechen.

Literaturverzeichnis.

Aeby, Über den feineren Bau der Blutcapillaren. Zentralbl. f. d. med. Wissensch. 1865, Nr. 14. — *Arnold, J.*, Experimentelle Untersuchungen über die Entwicklung der Blutcapillaren. Virchows Arch. f. pathol. Anat. u. Physiol. **53** und **54**. — *Arnstein*, Bemerkungen über Melanämie und Melanose. Virchows Arch. f. pathol. Anat. u. Physiol. **61**. 1874. — *Asch, E.*, Über die Ablagerung von Fett und Pigment in den Sternzellen der Leber. Inaug.-Diss. Bonn 1884. — *Aschoff, L.*, Pathologische Anatomie II. Bd. Jena 1913. — *Barbieri, N.A.*,

L'innervation des artères et des capillaires. Journ. de l'Anat. et Physiol. 1898. — *Berkley, H. J.*, Studies in the histology of the liver. III. The perivascularcells of th rabbits liver. Anatom. Anzeiger **8**. 1893. — *Biedl, A.*, Über experimentell erzeugte Änderung der Gefäßweite. S. Strickers Fragmente aus dem Gebiete der experimentellen Pathologie Heft 1. Wien 1894 — *Biondi, C.*, Experimentelle Untersuchungen über die Ablagerung von eisenhaltigem Pigment in den Organen infolge von Hämatolyse. Beitr. z. pathol. Anat. u. z. allg. Pathol. **18**. 1895. — *Böhm, A. A.* und *M. v. Davidoff*, Lehrbuch der Histologie des Menschen. 2. Aufl. Wiesbaden 1898. — *Boll, Franz*, Die Bindesubstanz der Drüsen. Arch. f. mikroskop. Anat. **5**. 1869. — *Branca, A.*, Précis d'histologie. 3. Aufl. Paris 1914. — *Browicz, T.*, Über intravasculäre Zellen in den Blutcapillaren der Leberacini. Anz. d. Akad. d. Wissensch. in Krakau 1898. — *Browicz, T.*, Über intravasculäre Zellenin den Blutcapillaren der Leberacini. Arch. f. mikroskop. Anat. **55**. 1900. — *Cohn, E.*, Die v. Kupferschen Sternzellen der Säugetierleber und ihre Darstellung. Beitr. z. pathol. Anat. u. z. allg. Pathol. **36**. 1904. — *Cohn, Th.*, Über epitheliale Schlußleisten an embryonalen und ausgebildeten Geweben. Verhandl. d. physikal.-med. Gesellsch. z. Würzburg. N. F. **31**. 1897. — *Cohnheim*, Virchows Arch. f. pathol. Anat. u. Physiol. **40**. 1867. — *Cousin, G.*, Notes biologiques sur l'endothélium vasculaire. Cpt. rend. des séances de la soc. de biol. 1898. — *Dekhuyzen*, Über das Imprägnieren lebender Gewebe mit Silbernitrat. Anat. Anz. 1889. — *Disse, J.*, Über die Lymphbahnen der Säugetierleber. Arch. f. mikroskop. Anat. **36**. 1890. — *Dogiel, A. S.*, Eine geringe Abänderung der Golgischen Methode. Anat. Anz. **10**. 1895. — *Dogiel, A. S.*, Über den Bau der Ganglien in den Geflechten des Darmes und der Gallenblase des Menschen und der Säugetiere. Arch. f. Anat. u. Physiol., Anat. Abt. 1899. — *Eberth, C. J.*, Zur Histologie der Blutgefäße. Virchows Arch. f. pathol. Anat. u. Physiol. **43**. 1868. — *Eberth, C. J.*, Von den Blutgefäßen. In Strickers Handbuch der Lehre von den Geweben. Bd. 1. Leipzig 1871. — *Ebner, V. v.*, in A. Köllikers Handbuch der Gewebelehre des Menschen. 6. Aufl. Bd. 3. 1902. — *Engel-Reimers*, Explorationes microscopicae de tela hepatis conjunctiva. Inaug.-Diss. Berlin 1860. — *Frenkel, M.*, Du tissu conjonctif dans le lobule hépatique de certains mammifères. Cpt. rend. des séances de la soc. de biol. Sér. 9. **4**, 1892. — *Frey, H.*, Handbuch der Histologie und Histochemie des Menschen und der Tiere. 5. Aufl. 1876. — *Frisch, Br. v.*, Zum feineren Bau der Membrana propria der Harnkanälchen. Anat. Anz. **48**. 1915. — *Golubew, A.*, Beiträge zur Anatomie, Physiologie und Entwicklungsgeschichte der Capillargefäße. Inaug.-Diss. St. Petersburg 1868. — *Golubew, A.*, Beiträge zur Kenntnis des Baues und der Entwicklungsgeschichte der Capillargefäße des Frosches. Arch. f. mikroskop. Anat. **5**. 1869. — *Heidenhain, M.*, Plasma und Zelle. Jena 1911. — *Heinz, R.*, Über Phagocytose der Lebergefäßendothelien; Arch. f. mikroskop. Anat. **58**. 1901. — *Henle, J.*, Zur Physiologie der Leber. Göttinger Nachr. 1861, Nr. 20. — *Henle, J.*, Handbuch der Anatomie des Menschen. Bd. 2. Eingeweidelehre. 2. Aufl. 1873. — *Hering, Ewald*, Von der Leber, In Strickers Handbuch der Lehre von den Geweben des Menschen und der Tiere 1871. — *His, Wilh.*, Beiträge zur Kenntnis der zum Lymphsystem gehörigen Drüsen. Zeitschr. f. wissenschaftl. Zool. **10**. 1860. — *His, Wilh.*, Über ein perivasculäres Kanalsystem in den nervösen Zentralorganen und über dessen Beziehungen zu dem Lymphsystem. Zeitschr. f. wissenschaftl. Zool. **15**. 1864. — *Hoffmann, F. A.* und *P. Langerhans*, Über den Verbleib des in die Zirkulation eingeführten Zinnobers. Virchows Arch. f. pathol. Anat. u. Physiol. **48**. 1869. — *Iwanoff, A.*, Beiträge zur normalen und pathologischen Anatomie des Frosch-Glaskörpers. Zentralbl. f. d. med. Wissensch. 1868, Nr. 9. — *Jacques, P.*, in P. Poirier et A. Charpy, Traité d'Anatomie humaine. Paris 1901. — *Kolossow, A.*, Über die Struktur des Pleuroperitoneal- und Gefäßepithels (Endothels). Arch. f. mikroskop. Anat. **42**. 1893. — *Kölliker, A.*, Beiträge zur Kenntnis der glatten Muskeln. Zeitschr. f. wissenschaftl. Zool. **1**. 1849. — *Kölliker, A.*, Handbuch der Gewebelehre des Menschen. 5. Aufl. 1867. — *Kretz* (Hämosiderin). Beitr. z. klin. Med. u. Chirurg. **15**. 1896. — *Krogh, A.*, The Number and Distribution of Capillaries in Muscles with Calculations of the Oxygen. Pressure Head necessary for supplying the Tissue. Americ. journ of physiol. **52**. 1919. — *Krogh, A.*, The Supply of Oxygen to the Tissues and the Regulation of the Capillary Circulation. Americ. journ. of physiol. **52**. 1919. — *Krogh, A.*, The contractility and innervation of capillaries Americ. journ. of physiol. **53**. 1919. — *Krogh, A.*, Studies on the Capillariomotor Mechanism. I. The reaction to stimuli and the innervation of the blood vessels in the tongue of the frog. Americ. journ. of physiol. **53**. 1920. — *Kupffer, C. v.*, Über Sternzellen der Leber. Briefliche

Mitteilung an Prof. Waldeyer. Arch. f. mikroskop. Anat. **12.** 1876. — *Kupffer, C. v.*, Über Sternzellen der Leber. Verhandl. d. Anat. Gesellsch. auf d. 12. Vers. in Kiel. Anat. Anz. **14.** 1898. — *Kupffer, C. v.*, Über die sogenannten Sternzellen der Säugetierleber. Arch. f. mikroskop. Anat. **54.** 1899. — *Lindemann, W.*, Beiträge zur Hämosiderinreaktion der Leber. Zentralbl. f. allg. Pathol. u. pathol. Anat. **8,** Nr. 12. 1897. — *Löwit, M.*, Beiträge zur Lehre vom Ikterus. Beitr. z. pathol. Anat. u. z. allg. Pathol. **4.** — *Mangubi-Kudrjavtzewa, Anna,* Über den Bau der venösen Sinus der Milz des Menschen und Rhesusaffen. Anat. Hefte **39,** Heft 119. 1909. — *Mayer, Sigm.*, Studien zur Histologie und Physiologie des Blutgefäßsystems. 2. Mitteilung. Sitzungsber. d. Wiener Akad. d. Wissensch. math.-naturwiss. Klasse **93,** 3. Abt. 1886. — *Mayer, Sigm.*, Beiträge zur histologischen Technik. 1. Mitteilung. Die Methode der Methylenblaufärbung. Zeitschr. f. wissenschaftl. Mikroskopie **6.** 1889.* — *Mayer, Sigm.*, Die Membrana peri-oesophagealis. Anat. Anz. **7.** 1892. — *Mayer, Sigm.*, Die Blutgefäße in der Membrana hyaloidea des Froschauges; eine literarische Skizze. Naturwissenschaftliche Jahrb. „Lotos", N. F. **14.** 1894. — *Mayer, Sigm.*, Bemerkungen über die sog. Sternzellen der Leber und die Struktur der capillaren Blutgefäße. Anat. Anz. **16.** 1899. — *Mayer, Sigm.*, Die Muskularisierung der capillaren Blutgefäße. Nachweis des anatomischen Substrats ihrer Contractilität. Anat. Anz. **21.** 1902. — *Metzner, R.*, Die Absonderung und Herausbeförderung des Harns, in W. Nagel, Handbuch der Physiologie. Braunschweig 1906. — *Minkowski* und *Naunyn,* Beiträge zur Pathologie der Leber und des Ikterus. 2. Über den Ikterus durch Polycholie und die Vorgänge in der Leber bei demselben. Arch. f. exp. Pathol. u. Pharmakol. **21.** 1886. — *Nußbaum, M.*, Über den Bau und die Tätigkeit der Drüsen. V. Mitteilung zur Kenntnis der Nierenorgane. 'Arch. f. mikroskop. Anat. **27.** 1886. — *Peters,* Über Siderosis. Inaug.-Diss. Kiel 1881. — *Piana, G. P.*, Di una speciale disposizione della musculatura nelle radici della vena porta del cavallo e nelle radici delle vene pulmonari del Bue. Monitore Z. Ital. Anno **4.** 1893. — *Platen, v.*, Zur fettigen Degeneration der Leber. Virchows Arch. f. pathol. Anat. u. Physiol. **74.** — *Ponfick,* Studien über die Schicksale körniger Farbstoffe im Organismus. Virchows Arch. f. pathol. Anat. u. Physiol. **48.** 1869. — *Prenant,* (Referat über meine Arbeit vom Jahre 1886). Rev. des sciences méd. 14. Jahrg., **28,** Nr. 56. 1886. — *Ranvier, L.*, Des vaisseaux et des clasmatocytes de l'hyaloide de la grenouille. Cpt. rend. hebdom. des séances de l'acad. des sciences **115,** Nr. 26. 1892. — *Ranvier, L.*, Le système vasculaire, Leçons. Journ. de Micrographie **16.** 1892. — *Ranvier, L.*, Des chylifères du rat et de l'absorption intestinale. Cpt. rend. hebdom. des séances de l'acad. des sciences **118.** 1894. — *Rauber-Kopsch, Fr.*, Lehrbuch der Anatomie des Menschen. 11. Aufl. Leipzig 1920. — *Reich, M.*, Einige mikroskopische Studien mit Silbersalpeterlösung, besonders an den Gefäßen des Auges und anderer Organe. Sitzungsber. d. Akad. Wien, Mathem.-naturw. Klasse III, Abt. **67.** 1873. — *Renaut, M. J.*, Note sur la forme de l'endothélium des arterioles, des veinules et des capillaires sanguines. Arch. de physiol. norm. et pathol. 1881. — *Rössle,* (Hämosiderose), Verhandl. d. Dtsch. Pathol. Gesellsch. 1906. — *Rothe, Paul,* Über die Sternzellen der Leber. Inaug.-Diss. München 1882. — *Rouget, Ch.*, Mémoire sur le développement, la structure et les propriétés physiologiques des capillaires sanguins et lymphatiques. Arch. de physiol. norm. et pathol. **5.** 1873. — *Rouget, Ch.*, Note sur le développement de la tunique contractile des vaisseaux. Cpt. rend. hebdom. de l'acad. des sciences **79.** 1874. — *Rouget, Ch.*, Sur la contractilité des capillaires sanguins. Cpt. rend. hebdom. des séances de l'acad. des sciences **88.** 1879. — *Rütimeyer, L.*, Über den Durchtritt suspendierter Partikel aus dem Blute ins Lymphgefäßsystem. Arch. f. exp. Pathol. u. Pharmakol. **14.** 1881. — *Schäfer, E. A.*, The essentials of histology. London 1910. — *Schaffer, J.*, Vorlesungen über Histologie und Histogenese. Leipzig 1920. — *Schilling, V.*, Zur Morphologie der von Kupfferschen Sternzellen. Inaug.-Diss. Berlin und Virchows Arch. f. pathol. Anat. u. Physiol. **196.** 1909. — *Schmaus-Herxheimer,* Grundriß der pathologischen Anatomie. 2. Aufl. Wiesbaden 1912. — *Schumacher, S. v.*, Über Phagocytose und die Abfuhrwege der Leukocyten in den Lymphdrüsen. Arch. f. mikroskop. Anat. **54.** 1899. — *Severini, L.*, Ricerche sulla innervazione dei vasi sanguigni. Perugia 1876. — *Severini, L.*, La contrattilita dei capillari in relazione ai due gas dello scambio materiale. Nuove ricerche. Perugia 1881. — *Siebel, W.*, Über das Schicksal von Fremdkörpern in der Blutbahn. Virchows Arch. f. pathol. Anat. u. Physiol. **104.** 1886. — *Sobotta, J.*, Atlas und Lehrbuch der Histologie und mikroskopischen Anatomie des Menschen. 2. Aufl. München 1911. — *Stadtmüller, Franz,* Historische Darstellung zur Deutung des Wesens der Silbermethode an nichtfixierten Objekten und experimentelle Studien bezüglich der Behandlung nichtfixierter Epithelien und markhaltiger Nervenfasern mit Argentum nitricum. Anat. Hefte **59**, Heft 117. 1920. — *Steinach, E.* und *R. H. Kahn*, Echte Contractilität und motorische Innervation der Blutcapillaren. Pflügers Arch. f. d. ges. Physiol. **97**, 105. 1903. — *Stricker, S.*, Untersuchungen über die capillaren Blutgefäße in der Nickhaut des Frosches. Sitzungsber. d. Wiener Akad. d. Wissensch. **51**. 1865. — *Stricker, S.*, Studien über den Bau und das Leben der capillaren Blutgefäße. Sitzungsber. d. Wiener Akad. d. Wissensch. **52**. 1866. — *Stricker, S.*, Untersuchungen über die Contractilität der Capillaren. Sitzungsber. d. Akad. Wien, Mathem.-naturw. Klasse III. Abt. **74**. 1876. — *Stricker, S.*, Wiener med. Jahrbücher 1878. — *Stricker, S.*, Vorlesungen über allgemeine und experimentelle Pathologie. Wien 1883. — *Tarchanoff, Joh.*, Beobachtungen über contractile Elemente in den Blut- und Lymphcapillaren. Pflügers Arch. f. d. ges. Physiol. **9**. 1874. — *Tasitch, J.*, Über die Beziehungen des Epithels der Harnkanälchen zur Basalmembran. Inaug.-Diss. Bern 1918. — *Thome, R.*, Endothelien als Phagocyten (aus den Lymphdrüsen von Macacus cynomolgus). Arch. f. mikroskop. Anat. **52**. 1898. — *Tigerstedt, R.*, Lehrbuch der Physiologie des Menschen. 4. Aufl. 1907. — *Toldt, C.*, Lehrbuch der Gewebelehre. 3. Aufl. 1888. — *Van der Stricht, O.*, Le devéloppement du sang dans le foie embryonnaire. Arch. de biol. **11**. 1891. — *Virchow, H.*, Über die Gefäße im Auge und in der Umgebung des Auges bei dem Frosche. Zeitschr. f. wissenschaftl. Zool. **35**. 1881. — *Wagner, E.*, Beitrag zum normalen Bau der Leber. Arch. f. Heilkunde **1**. 1860. — *Wagner, E.*, Österreichische Zeitschr. f. prakt. Heilkunde 1861 Nr. 13. — *Zimmermann, K. W.*, Über circumvasale Safträume der Glaskörpergefäße von Rana esculenta. Arch. f. mikroskop. Anat. **27**. 1886. — *Zimmermann, K. W.*, Beiträge zur Kenntnis einiger Drüsen und Epithelien. Arch. f. mikroskop. Anat. **52**. 1898. — *Zimmermann, K. W.*, Demonstrationsbericht im Sitzungsber. der schweiz. zool. Gesellsch., Bern 1910. — *Zimmermann, K. W.*, Zur Morphologie der Epithelzellen der Säugetierniere. Arch. f. mikroskop. Anat. **78**. 1911.

Tafelerklärung.

Ch.-S. bedeutet Chromsilberimprägnation, *E.-H.* Eisenhämatoxylinfärbung.

Alle angegebenen Vergrößerungen sind bei der Reproduktion um $^1/_5$ verringert worden.

Abb. 1 auf Taf. I. Capillaren der Froschlunge: *a* bei Einstellung auf die Leibeshöhlenseite, *b* auf die Epithelseite. Bei *a* sieht man 52 Kerne resp. Zellen, bei *b* 14 derselben. Injektion von Silbernitratlösung vom Herzen aus.

Abb. 2 auf Taf. I. Arterienende der Froschlunge in das Capillarnetz eintretend: *a* und *b* wie oben. Bei *a* zeigen die Capillaren auf große Strecken noch die schmale langgestreckte Form der arteriellen Endothelzellen, während bei *b* schon im Stamm der Arterie der respiratorische Charakter wie in Abb. 1 b deutlich hervortritt.

Abb. 3 auf Taf. I. Venenanfang der Froschlunge. *a* und *b* entsprechend wie oben.

Abb. 4 auf Taf. I. Lunge der Katze. Capillare aus der Wand einer der Pleura zugekehrten Alveole. *a* respiratorische, *b* pleurale Seite.

Abb. 5 auf Taf. II. 19jähriger Mann. Zungenbalgdrüse. Postcapillare Vene aus der Mantelschicht eines Lymphfollikels, hohe Endothelzellen; bei *a*, *b*, *c* und *d* durchwandernde Leukocyten. *E.-H.*

Abb. 6 auf Taf. II. Das gleiche wie Abb. 5, doch mehr Flächenbild.

Abb. 7 auf Taf. II. Nierenrinde der Katze. Zwei Endothelzellen einer Capillare mit netzförmigen Protoplasmaverdickungen. Vergr. 1500. *Ch.-S.*

Abb. 8 auf Taf. II. Ebendaher. Endothelzelle einer kleinen Vene mit netzförmiger Protoplasmaverdickung. *Ch.-S.*

Abb. 9 auf Taf. II. Nierenrinde des Hundes; sonst wie in Abb. 8, doch war der äußerst dünne Maschengrund nicht imprägniert.

Abb. 10—12 auf Taf. II. Endothelzellen aus der Leber eines 43jährigen Mannes. *Ch.-S.* 1500fach. Abb. 10 von Pfortaderast. Abb. 11 Läppchencapillare. Abb. 12 von Vena centralis. In 11 und 12 netzförmige Verstärkung des Protoplasmas. Maschengrund sehr dünn, meist nicht imprägniert.

Abb. 13 auf Taf. II. Hund, Mucosa des Magenfundus. Endothelzelle einer Capillare mit netzförmigen Verstärkungen des sonst ganz dünnen Protoplasmas. *Ch.-S.* 1500fach.

Abb. 14 auf Taf. II. Hund, Nierenmark; von 11,8—13 μ dicker Arteriola recta. *a* und *b*: Endothelzellen mit queren Eindrücken, herrührend von *c*, Präcapillarpericyt. *Chr.-S.* 1500fach.

Abb. 15 auf Taf. III. 43jähriger Mann, Nierenmark; ganz wie Abb. 14a und b.

Abb. 16 auf Taf. III. 43jähriger Mann, Herz. Endothelrohr einer Capillare. Die Streifen sind Abdrücke des Muskelreliefs. Die dunkeln Linien entsprechen den Krauseschen Grundmembranen. *Ch.-S.* 1500fach.

Abb. 17 auf Taf. III. Ebenso. Die Vorragungen des Endothelrohrs entsprechen genau den mitgezeichneten Krauseschen Linien.

Abb. 18 auf Taf. III. 43jähriger Mann, Herz. Fixe Bindegewebszelle mit Eindrücken der Herzmuskulatur wie in Abb. 16. *Chr.-S.* 1500fach.

Abb. 19 auf Taf. III. Sechs Tage altes Kätzchen, Nierenmark. Endothelzelle einer Venula recta mit Basalfranzen. *Chr.-S.* 1500fach.

Abb. 20 auf Taf. III. Das gleiche aus der Nierenrinde.

Abb. 21 auf Taf. III. Halbwüchsige Katze, Kleinhirncapillare. Endothelzelle mit spärlicheren Basalfranzen. *Chr.-S.* 1500fach.

Abb. 22 auf Taf. III. Ebendaher. Blind endigender Capillarsproß mit Basalfranzen.

Abb. 23 auf Taf. III. 43jähriger Mann, präcapillare Herzarterie. Endothelzelle mit intravasalen Fädchen. *Chr.-S.* 1207fach.

Abb. 24—27 auf Taf. III. 43jähriger Mann, Nierenmark. Endothelzellen kleiner Arterien mit tropfen- und keulenförmigen Anhängen auf der Lumenseite. *Chr.-S.* 1500fach.

Abb. 28 auf Taf. IV. 19jähriger Mann. Kleine Zungenarterie. Endothel mit Kittfadennetz, Diplosome, Flächenansicht. Sublimat. *E.-H.* 1500fach.

Abb. 29 auf Taf. IV. Ebenso, doch kleine Vene.

Abb. 30 auf Taf. IV. Ebenso, doch Capillaren im axialen Längsschnitt. Kittleisten nicht sichtbar.

Abb. 31 u. 32 auf Taf. IV. Mensch, venöse Capillaren der Milz, Endothelzellen in Verbindung mit zirkulären, kollagenen Fasern. Diplosoma basal vom Kern. Sublimat, *E.-H.* 1500fach. Abb. 31 Quer-, Abb. 32 Längsschnitt.

Abb. 33 auf Taf. IV. Hundemagen, Submucosa; Lymphgefäßendothel, Silberlinien vielfach fein unterbrochen. 750fach.

Abb. 34 auf Taf. IV. Ebendaher. Imprägnation ganzer Endothelzellen: *a* von Lymphgefäß, *b* von Vene. *Chr.-S.* 750fach.

Abb. 35 auf Taf. IV. 19jähriger Mann, kleine Zungenarterie, quergeschnitten. Die in Abb. 28 abgebildeten Kittfäden im Querschnitt als 8 feinste Pünktchen dicht am Lumen. Die in Abb. 36—38 abgebildeten basalen Kittfäden hier ebenfalls im Querschnitt als 36 gröbere Pünktchen an der Grenze zwischen Endothel und Elastica interna. Sublimat. *E.-H.* 1500fach.

Abb. 36 u. 37 auf Taf. IV. Das gleiche Objekt, Basalkitt. Abb. 36 Flachschnitt, Abb. 37 axialer Längsschnitt.

Abb. 38 auf Taf. V. Milzarterie, sonst wie Abb. 37. Diplosome.

Abb. 39 auf Taf. V. Mensch, Leberläppchen; Capillaren mit Endothelrohr (2 Kerne), 3 Endocyten, 2 fixe Bindegewebszellen.

Abb. 40 auf Taf. V. Mensch, Leberläppchen; *a*—*e* Gruppe von Endocyten; *e* und *c* mit je einem aufgenommenen roten Blutkörperchen; *f* Wucherung von Endothelkernen. Hämalaun und Aurantia.

Abb. 41 auf Taf. V. Mensch, Leberläppchen; 3 Endocyten mit je zwei Zentralstäbchen: *a* mit Vakuole, *c* mit rotem Blutkörperchen (schwarz). Sublimat, *E.-H.* 1500fach.

Abb. 42—48 auf Taf. V und VI. Leber des Rhesusaffen, Läppchencapillaren mit Endocyten. *Chr.-S.* Schnittfixation mit Soda-Formol; Nachfärbung mit Alaun-Cochenille. Abb. 42 3 Endocyten; oben Leukocyt zwischen Endocyt und Endothel eingeklemmt. Abb. 43 Leukocyt von Endocyt aufgefressen. Abb. 44 ebenso, Kern des Leukocyten schon unfärbbar geworden. Abb. 46 verzweigter Endocyt und imprägnierter Pericyt.

Abb. 49—51 auf Taf. VI. Hundeleber. Injektion von Tusche in die Pfortader des lebenden Tiers. Endocyten mit aufgenommenen Tuschepartikelchen in der Wand von Vakuolen. Abb. 50 Leukocyt mit Tuschekörnchen; Endocyt mit frisch aufgenommenem Leukocyten; Abb. 51 ebenso, Leukocytenkern unfärbbar geworden.

Abb. 52 auf Taf. VI. Mensch. Glatte Muskelfasern und Kerne von solchen aus der Wand kleinster Arterien der Pia mater; Komplikation der Form: *a* kleines Arterienstück mit gegabelten glatten Muskelfasern, Übergang zu den Pericyten. Formol, Hämalaun, Eosin.

Abb. 53 auf Taf. VI. 43 jähriger Mann. 25 μ dicke Herzarterie mit spiralig verlaufenden, bandförmigen glatten Muskelfasern, teils in toto geschwärzt, teils nur Kerne gefärbt. *Chr.-S.* Schnittfixation; Hämalaun. 830fach.

Abb. 54 auf Taf. VI. Ebendaher. Glatte M. $2^1/_2$ mal herumgehend. 1500fach.

Abb. 55 auf Taf. VII. Ebendaher. 20 μ dicke Arterie. Spiralige glatte M. mit Seitenzacken, 2 mal herumgehend. 1500fach.

Abb. 56 auf Taf. VII. Ebendaher. Arteriengabel. Mit Zacken versehene glatte M.; eine S-förmige geht um beide Gabeläste herum. 1500 fach.

Abb. 57 auf Taf. VII. Pferd, Submucosa des Dünndarms; längsgeschnittene Venen mit Sphincteren, *a* breitere, *b* schmälere.

Abb. 58 auf Taf. VII. Pferd. Submucosa des Dickdarms; längsgeschnittene Vene mit schmalen Sphincteren.

Abb. 59 u. 60 auf Taf. VII. Hund, Lebervene mit Sphincteren. Abb. 59 Rekonstruktion; bei *a* geht Seitenast durch einen Sphincter. Abb. 60 Schnitt der gleichen Vene (linkes Drittel), stärker vergrößert: *a* die gleiche Stelle wie *a* in Abb. 59.

Abb. 61 u. 62 auf Taf. VII und VIII. Frosch, Capillaren der Glaskörperhaut. Hämalaun, Eosin. In Abb. 61 zwei Pericyten; ihre Querfortsätze liegen in dem dunkelgefärbten Grundhäutchen. 690fach. Abb 62: Regelmäßige Anordnung der Pericytenkerne auf der Glaskörperseite. 165fach.

Abb. 63—65 auf Taf. VIII. Frosch, Glaskörperhaut. Capillarpericyten von herausfiltrierter Carminlösung umflossen, daher ihre Form im Groben erkennbar. Kerne im Präp. mit Hämalaun nachgefärbt. Vergr. 456. Abb. 63 längster beobachteter Pericyt, 186,4 μ lang, Kernstelle noch nicht vollständig umflossen. Abb. 64, Pericyt auf die Äste einer Capillargabel übergehend. Abb. 65. Pericyt sendet Intercapillarfortsatz zu Nachbarcapillare, wo er sich verzweigt. Das Carminfiltrat fließt dem Fortsatz entlang und durchtränkt diffus die Grundsubstanz (vgl. Abb. 75 auf Taf. IX).

Abb. 66 u. 67 auf Taf. VIII. Froschblase. Präcapillararterie mit Dekhuyzenscher Silberlösung injiziert. Grundsubstanz dunkel, Pericyten hell. Beide Gefäße bei + zusammenhängend zu denken. Präcapillare Übergangsformen der Pericyten (wie Abb. 70 auf Taf. IX). In Abb. 67 oben noch verzweigte glatte Muskelfasern.

Abb. 68 u. 69 auf Taf. VIII. Wie oben, doch postcapillare Venen. Abb. 68 im Mittel 72 μ dick; Abb. 69 im Mittel 103 μ dick; hier beginnen die Pericyten sich schon in die Quere zu strecken als Übergang zu den glatten M., entspricht Abb. 72 auf Taf. IX.

Abb. 70—75 auf Taf. IX, vom gleichen Präparat wie die Abb. 63—65 auf Taf. VIII. Vergr. 456. Abb. 70 auf Taf. IX präcapillare Arterie; bei *a* Beginn der Injektion des Pericytenlagers, Zellkörper konturiert, die anderen Pericyten schon umflossen (entspricht Abb. 66 auf Taf. VIII). — Abb. 71 auf Taf. IX zwei Postcapillarpericyten vom Filtrat umflossen, Vakuolen im letzteren. — Abb. 72: 110 μ dicke Vene, beginnendes Umfließen der Pericyten (entspricht Abb. 69 auf Taf. VIII). — Abb. 73 u. 74 auf Taf. IX. Capillarpericyten, das Umfließen beginnt resp. schreitet fort. — Abb. 75 auf Taf. IX Carminfiltrat, teilweise den Fortsätzen entlang zu den Seitenrändern der Capillare abgeflossen, Beginn der diffusen Durchtränkung der Grundsubstanz der Glaskörperhaut. (Vgl. Abb. 65 auf Taf. VIII.) Nirgends ein einheitlicher pericapillarer Lymphspalt.

Abb. 76 auf Taf. IX. Krötenlunge. Capillarnetz mit Dekhuyzens Silberlösung injiziert. Negatives Bild der Pericyten; Kerne nachgefärbt. 830fach.

Abb. 77 u. 78 auf Taf. IX. Pericyten von Chondrostoma nasus (Knochenfisch, Stammmuskulatur). Abb. 77 Präcapillarpericyt; Abb. 78 Capillarpericyt. *Chr.-S.*

Abb. 79—82 auf Taf. IX u. X. Pericyten von Testudo graeca (Schildkröte, Herzmuskulatur). *Chr.-S.*

Abb. 83 auf Taf. X. Pericyt von Tropidonotus natrix (Ringelnatter, Darmmuskulatur). *Chr.-S.*

Abb. 84—89 auf Taf. X. Pericyten von Turdus merula (Amsel, Herz- und Brustmuskulatur). *Chr.-S.* Abb. 84 u. 85 Präcapillarpericyten, Herz. — Abb. 86 (Brustmuskel), 87 u. 88 (beide Herz) Übergangsformen zu Abb. 89, zwei Capillarpericyten (Herz) in natürlichem Abstand.

Abb. 90—93 auf Taf. X. Pericyten vom Sperling (Herz). Abb. 90 Präcapillarpericyt. — Abb. 91 und 92 Capillarpericyten. — Abb. 93 Postcapillarpericyt.

Abb. 94—96 auf Taf. X—XI. Capillarpericyten der Taube (Brustmuskel).

Abb. 97—99 auf Taf. XI. Präcapillarpericyten vom Huhn (Herzmuskel). In Abb. 99 sind 3 Zellen des gleichen Gefäßes imprägniert. Die oberste zeigt schon beginnenden capillaren Charakter.

Abb. 100 auf Taf. XI. Präcapillarpericyt von Corvus frugilegus (Saatkrähe, Herz).

Abb. 101 u. 102 auf Taf. XI. Pericyten von Falco nisus (Sperber, Herz). Abb. 101 zwei Präcapillarpericyten. — Abb. 102 Capillarpericyt.

Abb 103 auf Taf XI. 43jähriger Mann, Herz; stark verzweigte glatte Muskelfaser, von 20 μ dicker Arterie. *Chr.-S.* 1500fach.

Abb 104 auf Taf. XI. Ebendaher; 20 μ — 16,7 μ dicke A. Übergangsformen von glatten M. zu Präcapillarpericyten. 1500fach.

Abb. 105 auf Taf. XI. 43jähriger Mann, Nierenmark, 11,6 μ dicke Arteriola recta. Präcapillarpericyt. *Chr.-S.* 1207fach.

Abb. 106 auf Taf. XI u. Abb. 107 auf Taf. XII. 43jähriger Mann, Herz. Tangentialschnitte kleinster Arterien, Übergang in Capillaren. Abb. 106 unten 14,5 μ dick mit handförmigen Präcapillarpericyten; oben Capillarpericyten, dazwischen Übergangsformen. 830fach. — Abb. 107 unten 11 μ dick, Übergangsformen; rechts Capillarpericyten. 730fach.

Abb. 108 u. 109 auf Taf. XII. Ebendaher; Pericyten, die teils (im dicken Teil) präcapillaren, teils (im dünnen Abschnitt) capillaren Charakter tragen. 1500fach.

Abb. 110 auf Taf. XII. Vom gleichen Ort. Vier Pericyten von recht mannigfaltiger Gestalt, zu den Capillarpericyten überleitend. Der Pfeil zeigt, wo die Arterie zu suchen ist. 1500fach.

Abb. 111 auf Taf. XII. Ebendaher. Sehr oft beobachtete präcapillare Pericytenform, zur rein capillaren überleitend.

Abb. 112 u. 113 auf Taf. XIII. 43jähriger Mann, Zunge. Typische Capillarpericyten, an ein Schlangenskelett erinnernd. Die rundlichen Zelleiber von der Capillare etwas abgehoben. 1500fach.

Abb. 114 auf Taf. XIII. 43jähriger Mann, Herz; längster (217 μ) Capillarpericyt. 730fach.

Abb. 115 auf Taf. XIII. 43jähriger Mann, Zunge; typischer Capillarpericyt, sich auf mehrere Capillaren erstreckend. 1500fach.

Abb. 116 auf Taf. XIII. 43jähriger Mann, Herz; etwas unregelmäßiger Capillarpericyt. Zellleib etwas abgehoben. 1500fach.

Abb. 117 auf Taf. XIII. Ebendaher. Einer der kompliziertesten Capillarpericyten. Primärfortsätze stark geschlängelt; da wo sie vom Endothelrohr abgehoben sind, fehlen die Sekundärfortsätze. 1500fach.

Abb. 118 auf Taf. XIV. Vom gleichen Ort. Capillarpericyt sich an zwei Nachbarcapillaren gleichmäßig ausbreitend; Zelleib intercapillar. 1500fach.

Abb. 119 auf Taf. XIV. Ebendaher. Capillarpericyt; Sekundärfortsätze kontrahiert. 1500fach.

Abb. 120 auf Taf. XIV. Gleicher Ort. Capillarpericyt und teilweise Endothelrohr imprägniert. 1500fach.

Abb. 121 auf Taf. XIV. Ebendaher. Größere Gruppe von komplizierten Capillarpericyten. Bei *a* und *b* je drei aneinanderschließende Zellen. 500fach.

Abb. 122 auf Taf. XIV. Ebendaher; Teil eines Capillarpericyten. Unten entsprechen die Sekundärfortsätze den Krauseschen Linien der Herzmuskeln. 1500fach.

Abb. 123 auf Taf. XV. Gleicher Ort. Rechts Vene 12 μ, links Capillare 5,3 μ dick. Der Pericyt gehört beiden Gebieten an und hat teils postcapillaren, teils capillaren Charakter. Zelleib im Zwischenraum zwischen zwei Gefäßen. 1500fach.

Abb. 124 auf Taf. XV. Ebendaher. 8,5—12 μ dicke, postcapillare Vene mit zwei aneinandergereihten Pericyten. Die Fortsätze zeigen die Tendenz, sich an den Enden zu verbreitern und Zacken zu bilden, die beliebige Richtung besitzen. 1500fach.

Abb. 125 auf Taf. XV. Ebendaher. 23,5 μ dicke Vene mit typischem Postcapillarpericyten. Die Zelle ist in der Gefäßrichtung erheblich kürzer als die Capillarpericyten. 1500fach.

Abb. 126 auf Taf. XV. Ebendaher. 12,6 μ dicke, verzweigte, postcapillare Vene. Pericyt mit nur spärlichen Seitenästen an 123 (rechts) auf Taf. XV und 128 auf Taf. XV erinnernd, Abb. 124, 125 u. 127 auf Taf. XV sehr unähnlich (vielleicht unvollständig imprägniert?). 1500fach.

Abb. 127 auf Taf. XV. Ebendaher. Postcapillarpericyt mit Abb. 125 auf Taf. XV verwandt. 1500fach.

Abb. 128 u. 129 auf Taf. XV. 43jähriger Mann, Nierenmark. Im Mittel 14 μ dicke Venulae rectae mit Pericyten, die vom gewöhnlichen postcapillaren Typus sehr abweichen (vgl. Abb. 133 auf Taf. XVI, von einer Capillare eines Leberläppchens). 1500fach.

Abb. 130 auf Taf. XVI. 43jähriger Mann, Nierenmark. 15 μ dicke Venula recta. Zwei Postcapillarpericyten typischer Form; erinnern an Abb. 125 auf Taf. XV. 1207fach.

Abb. 131 auf Taf. XVI. 43jähriger Mann. 27,7 μ dicke Nierenvene. Eigenartiger Pericyt, dessen Bestandteile mehr zirkulär angeordnet sind. Vergr. 830.

Abb. 132—135 auf Taf. XVI. 43jähriger Mann. Leberläppchen; 4 Capillaren mit Pericyten postcapillaren Charakters. Abb. 133 mit knopfförmigen Endverdickungen (vgl. Abb. 128 u. 129 auf Taf. XV). Abb. 134 und teilweise 135 mit Anastomosen der Ausläufer.

Abb. 136 auf Taf. XVI. Mensch, Leberläppchen; erkrankter (fettig degenerierter?) Pericyt, der einen Intercapillarfortsatz zu einer Nachbarcapillare schickt.

Abb. 137 auf Taf. XVI. Mensch, Leberläppchen; 2 paravasculäre fixe Bindegewebszellen.

Abb. 138 auf Taf. XVI. 53jähriger Mann, Diaphragma urogenitale. Über 100 μ dicke Vene. Tangentialschnitt. Verzweigte glatte Muskelfasern in lockerer Anordnung mehrfach geschichtet. Formol, Hämalaun und Eosin. 750fach.

Abb. 139 auf Taf. XVI. 43jähriger Mann, Herz. Fixe Bindegewebszelle aus der Adventitia einer 24 μ dicken Arterie. 1500fach.

Abb. 140 u. 141 auf Taf. XVII. Ebendaher, fixe Bindegewebszellen. 1500fach. Abb. 140 teilweise kleines Gefäß mantelartig umhüllend. Abb. 141 ohne jegliche Beziehung zu einem solchen. Beide haben keine Ähnlichkeit mit Pericyten.

Abb. 142 auf Taf. XVII. 20jährige Bärin, Herzmuskel. Verzweigte glatte Muskelfaser von einer 21,3 μ dicken Arterie. 1500fach.

Abb. 143—146 auf Taf. XVII ebendaher. Präcapillarpericyten von 14,4—10,3 μ dicken Arterien, nehmen gegen die Capillaren allmählich an Komplikation und Ausdehnung in der Gefäßrichtung zu. Alle 1500fach.

Abb. 147 u. 148 auf Taf. XVII. Bärenherz. Typische Capillarpericyten. Die Sekundärfortsätze entsprechen zum Teil (in der Mitte von Abb. 147 ganz genau) den Krauseschen Linien (sie sind mit eingezeichnet) der Herzmuskelzellen. In Abb. 148 oben links ein Stück Endothelrohr mitimprägniert. 1500fach.

Abb. 149 auf Taf. XVIII. Bärenherz. Pericyt, der links capillaren, rechts bei *a* und *b* postcapillaren Charakter besitzt. 1500fach.

Abb. 150 u. 151 auf Taf. XVIII. Bärenherz, Postcapillarpericyten. Abb. 151 von 11,5 μ dicker Vene ist vielleicht unvollständig imprägniert; *a* dem Beschauer zugekehrte, *b* abgekehrte Seite. 1500fach.

Abb. 152—154 auf Taf. XVIII. Bärenherz, 15—17 μ dicke Venen. Die Pericyten haben sich in der Gefäßrichtung schon stark verkürzt. Eine Verwechslung mit den gleich langen Präcapillarpericyten Abb. 145 u. 146 auf Taf. XVII ist nicht gut möglich. 1500fach.

Abb. 155 u. 156 auf Taf. XVIII aus der Wand einer 90 μ dicken Vene des Bärenherzens sind wohl fixe Bindegewebszellen. 1500fach.

Abb. 157 auf Taf. XVIII. Hund, Zunge. 6—9,3 μ dicke Capillare mit Pericyt. Bei *a* rein capillarer, bei *b* schon beginnender postcapillarer Typus. 1500fach.

Abb. 158 auf Taf. XIX. Hund, Zunge. Capillarpericyt. Sekundärfortsätze bis zu gewissem Grade kontrahiert ähnlich Abb. 119 auf Taf. XIV (Mensch). 1500fach.

Abb. 159 auf Taf. XIX. Hund, Schleimhaut des Magenfundus. Pericyt einer 6,7 μ dicken Capillare, wohl nahe dem Übergang in die Vene. 1500fach.

Abb. 160 auf Taf. XIX. Hund, Zunge. Postcapillarpericyt einer 8,7—24 μ dicken Vene. 1500fach.

Abb. 161 u. 162 auf Taf. XIX. Hund, Zunge. Postcapillarpericyten. 161 von 11—17 μ, 162 von 23 μ dicker Vene. 1500fach.

Abb. 163 auf Taf. XIX. Hundezunge. 20 μ breite Vene. Die Pericyten dehnen sich schon mehr in querer Richtung aus. *a* dem Beschauer zugekehrte, *b* von ihm abgewendete Seite des gleichen Gefäßes.

Abb. 164 auf Taf. XIX. Hund, Submucosa des Magenfundus. 70 μ breite Vene. Übergang der Pericyten zu glatten Muskelfasern. *a* und *b* wie in Abb. 163. 500fach.

Abb. 165 auf Taf. XX. Hundezunge. Mehr als 80 μ breite Vene, verzweigte glatte M. 500fach.

Abb. 166 auf Taf. XX. Katzenzunge. Zwei aneinanderschließende Capillarpericyten; bei *a* (10 μ breites Gefäß) hat ein Fortsatz schon deutlich postcapillaren Typus angenommen. Die schwarzen, breiten Streifen sind imprägnierte Endothelrohre. 1500fach.

Abb. 167 auf Taf. XX. Katzenzunge, Capillarpericyt; bei *a* Netzbildung. 1500fach.

Abb. 168 auf Taf. XX. Katzenzunge. Capillarpericyt, erinnert an Abb. 157 auf Taf. XIII (Hund) und 187 auf Taf. XXIII (Kaninchen). Intercapillarfortsatz. 1500fach.

Abb. 169 auf Taf. XX. Katzenzunge, ca. 9 μ dickes (präcapillares?) Gefäß mit Pericyt. Fortsätze breiter und dichter als bei den postcapillaren Abb. 171 u. 172. Intercapillarfortsatz. 1500fach.

Abb. 170—172 auf Taf. XXI. Typische Postcapillarpericyten. 1500fach. Abb. 170 aus dem Fettgewebe in der Zunge einer erwachsenen Katze, 9,3 μ dicke Vene. Abb. 171 (10 μ dicke Vene) u. 172 (16,7 μ dicke Vene) aus dem Herzen einer jungen Katze. 1500fach.

Abb. 173 auf Taf. XXI. Herz einer jungen Katze. Präcapillarpericyt einer 9,3 μ dicken Arterie. 1500fach.

Abb. 174 auf Taf. XXI. Katzenniere. 18—24 μ dicke Arteriola recta mit 2 für diese Gegend typischen Präcapillarpericyten, dicht aneinanderschließend. 830fach.

Abb. 175 auf Taf. XXI. Katzenniere. 13 μ dicke Venula recta mit Pericyt (ähnlich Abb. 161 auf Taf. XIX, Hund). 1500fach.

Abb. 176 auf Taf. XXI. Fünf Tage altes Kätzchen. 20 μ dicke Venula recta (ähnlich Abb. 125 auf Taf. XV, Mensch). 1207fach.

Abb. 177 auf Taf. XXI. Katzenniere, Rinde. 9,3 μ dickes Gefäß. Nicht ganz sicher, ob Vene oder Arterie (eher das letztere). 1500fach.

Abb. 178 auf Taf. XXI. Katzenniere, Glomerulusschlinge mit Pericyt mit sehr dünnen, hauptsächlich zirkulären Fortsätzen. Zelleib intercapillar. 1500fach.

Abb. 179 auf Taf. XXI. Leberläppchen der Katze. Capillarpericyt mit postcapillarem Charakter wie in der Menschenleber. Netzbildung. 1500fach.

Abb. 180, 181 u. 182 auf Taf. XXII. Junge Katze, Kleinhirn; Capillarpericyten mit breiten Primärfortsätzen. Abb. 180 u. 182 je mit Intercapillarfortsatz. 1500fach.

Abb. 183, 184 u. 185 auf Taf. XXII. Junge Katze. Fixe Bindegewebszellen des Myokards. Sie erinnern mit ihren schleierartigen Verbreiterungen und den fadenförmigen Verstärkungen an die Endothelzellen Abb. 7 auf Taf. II, haben jedoch mit Pericyten nichts gemein. 1500fach.

Abb. 186 auf Taf. XXII. Igelzunge, Capillarpericyt. 1500fach.

Abb. 187 auf Taf. XXIII. Kaninchenzunge, Capillarpericyt. Erinnert eher an Hund und Katze, als an Mensch und Bär. 1500fach.

Abb. 188 u. 189 auf Taf. XXIII. Ratte, Leberläppchen. Capillarpericyten. Abb. 189 mit 2 Intercapillarfortsätzen.

Abb. 190 auf Taf. XXIII. Meerschweinchen, Leberläppchen. Zwei Capillarpericyten, mehr zirkuläre Anordnung der Fortsätze. Anastomosen.

Abb. 191 u. 192 auf Taf. XXIII. Schwein, Leberläppchen. Capillarpericyten. Abb. 192 ist 111 μ lang. Fortsätze bilden Netzwerk mit teilweise verdickten Knotenpunkten. Abb. 192 mit verbreiterten, zackigen, zirkulären Fortsätzen. 1500fach.

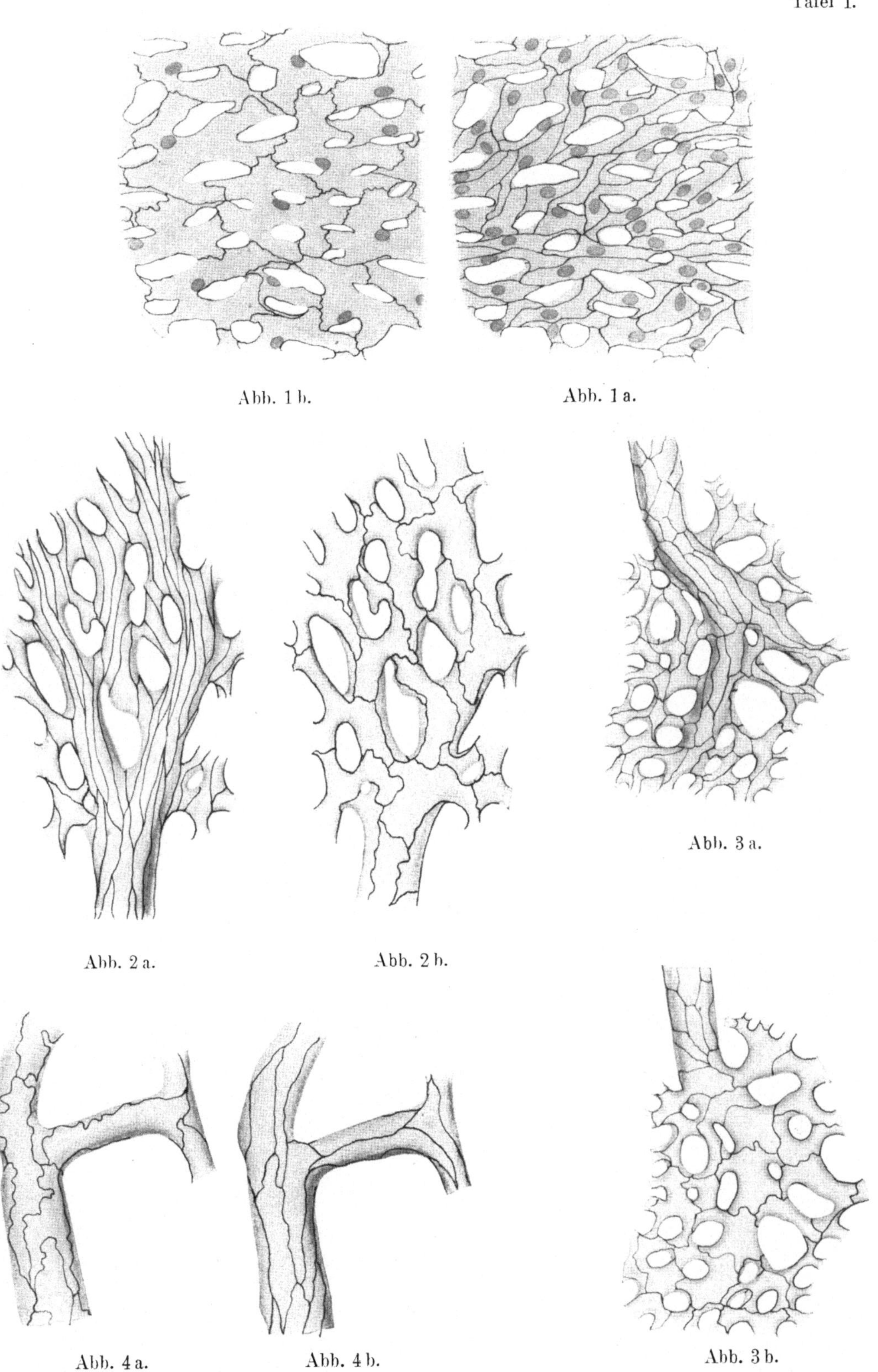

Abb. 1 b. Abb. 1 a.

Abb. 2 a. Abb. 2 b. Abb. 3 a.

Abb. 4 a. Abb. 4 b. Abb. 3 b.

K. W. Zimmermann, Der feinere Bau der Blutcapillaren.

Verlag v. J. F. Bergmann in München
und Julius Springer in Berlin.

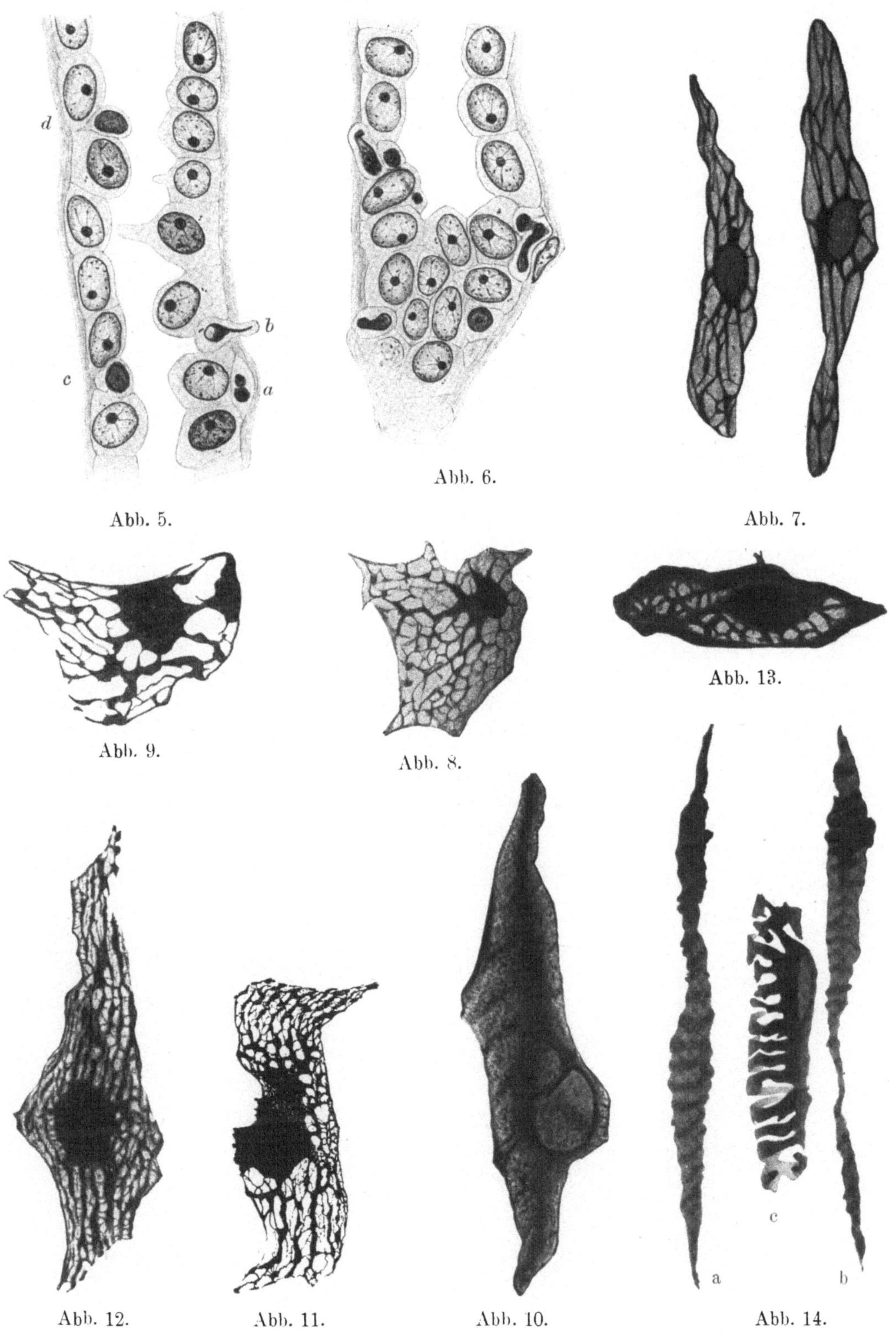

Abb. 5. Abb. 6. Abb. 7. Abb. 9. Abb. 8. Abb. 13. Abb. 12. Abb. 11. Abb. 10. Abb. 14.

K. W. Zimmermann, Der feinere Bau der Blutcapillaren.

Verlag v. J. F. Bergmann in München
und Julius Springer in Berlin.

Tafel III.

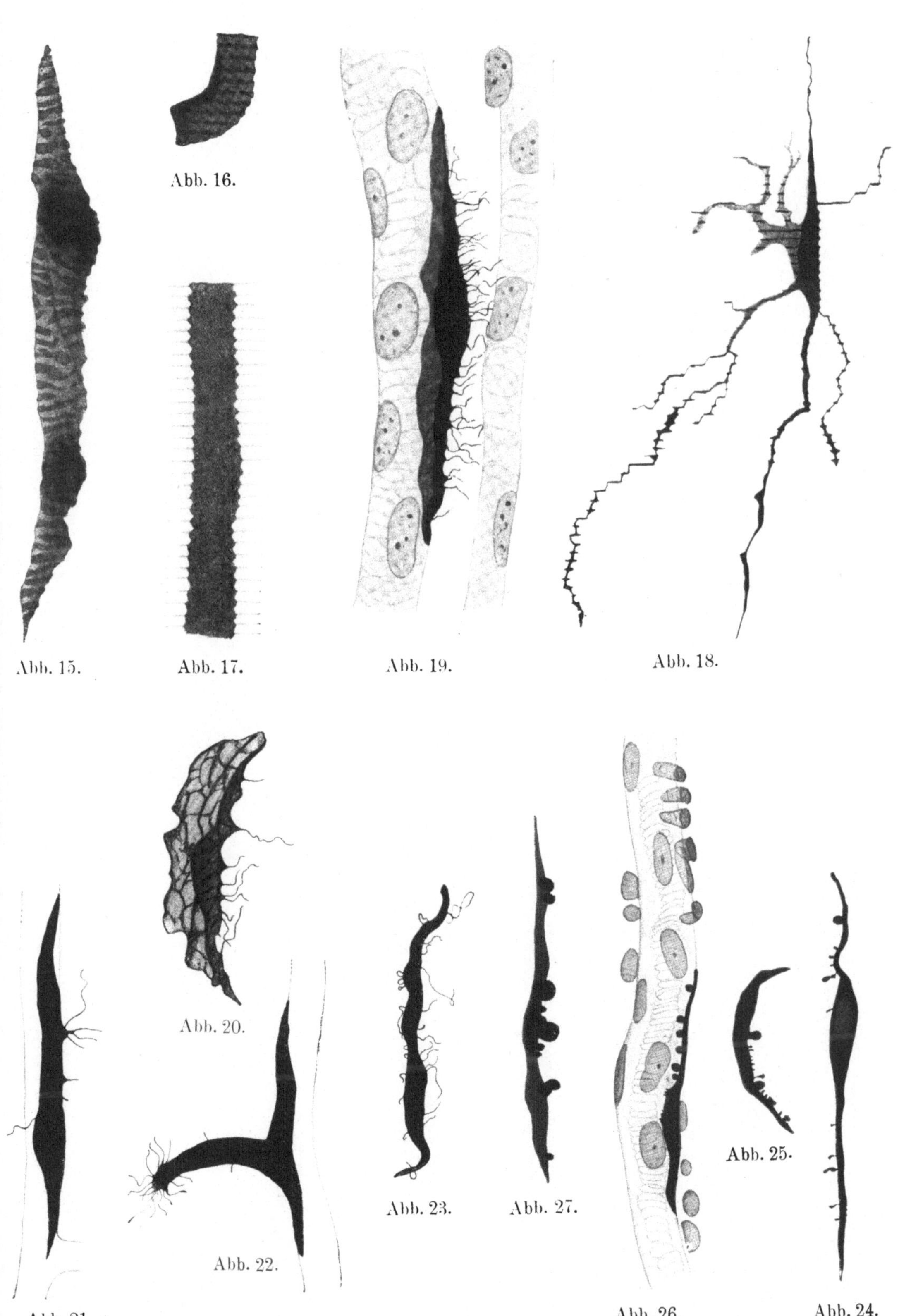

Abb. 15. Abb. 16. Abb. 17. Abb. 18. Abb. 19. Abb. 20. Abb. 21. Abb. 22. Abb. 23. Abb. 24. Abb. 25. Abb. 26. Abb. 27.

Verlag v. J. F. Bergmann in München

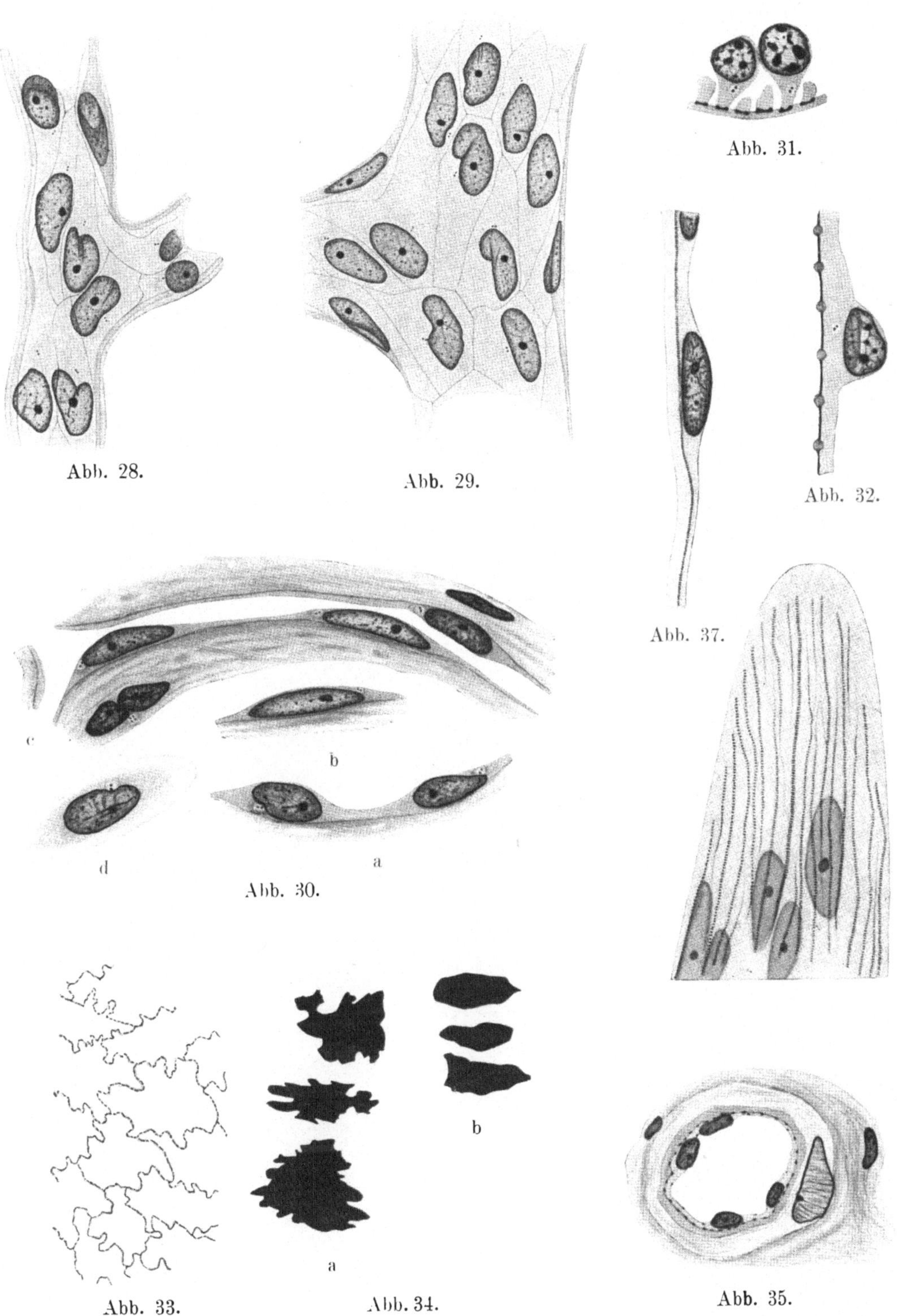

K. W. Zimmermann, Der feinere Bau der Blutcapillaren.

Verlag v. J. F. Bergmann in München
und Julius Springer in Berlin.

Tafel V.

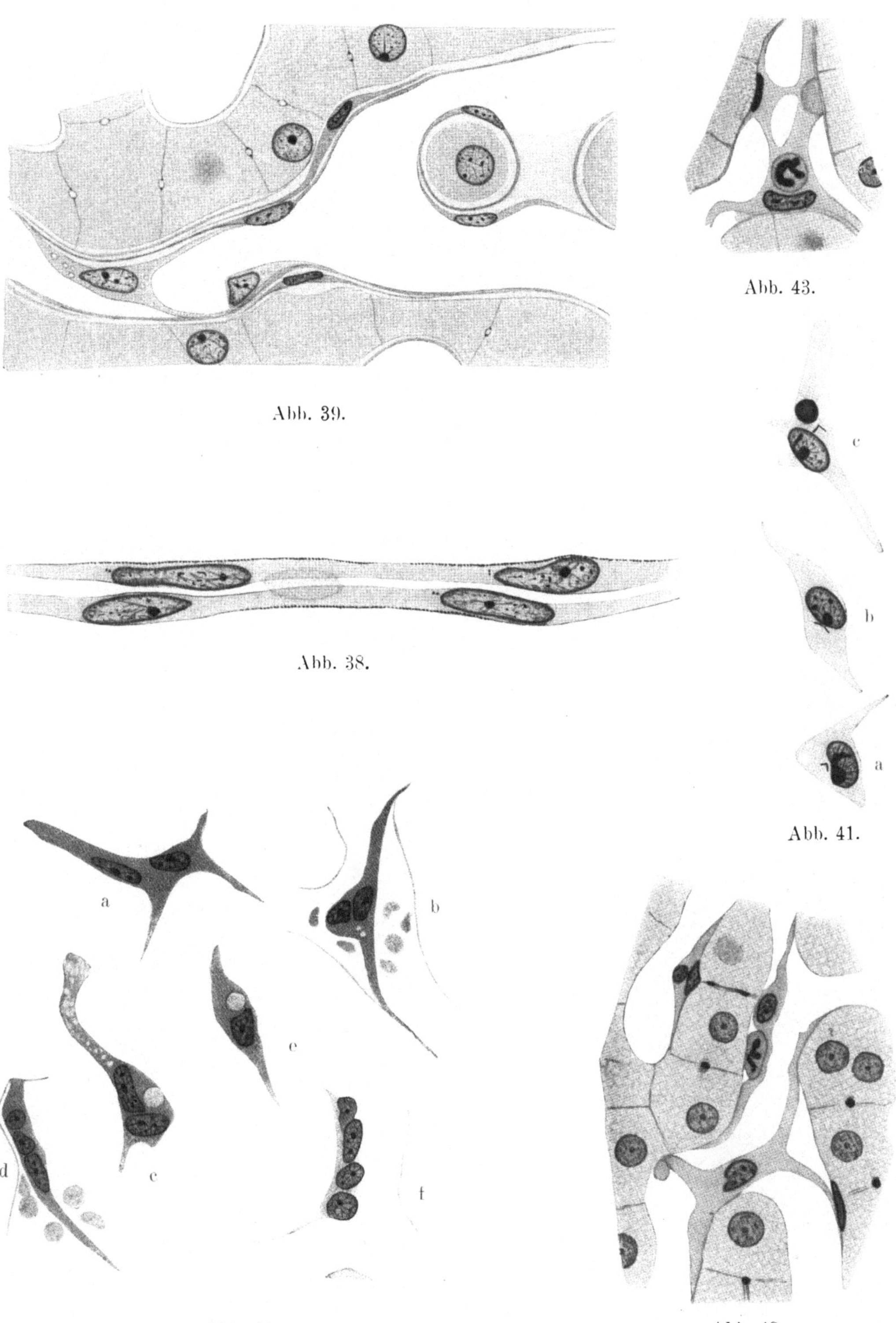

Abb. 39. Abb. 43. Abb. 38. Abb. 41. Abb. 40. Abb. 42.

Verlag v. J. F. Bergmann in München
und Julius Springer in Berlin.

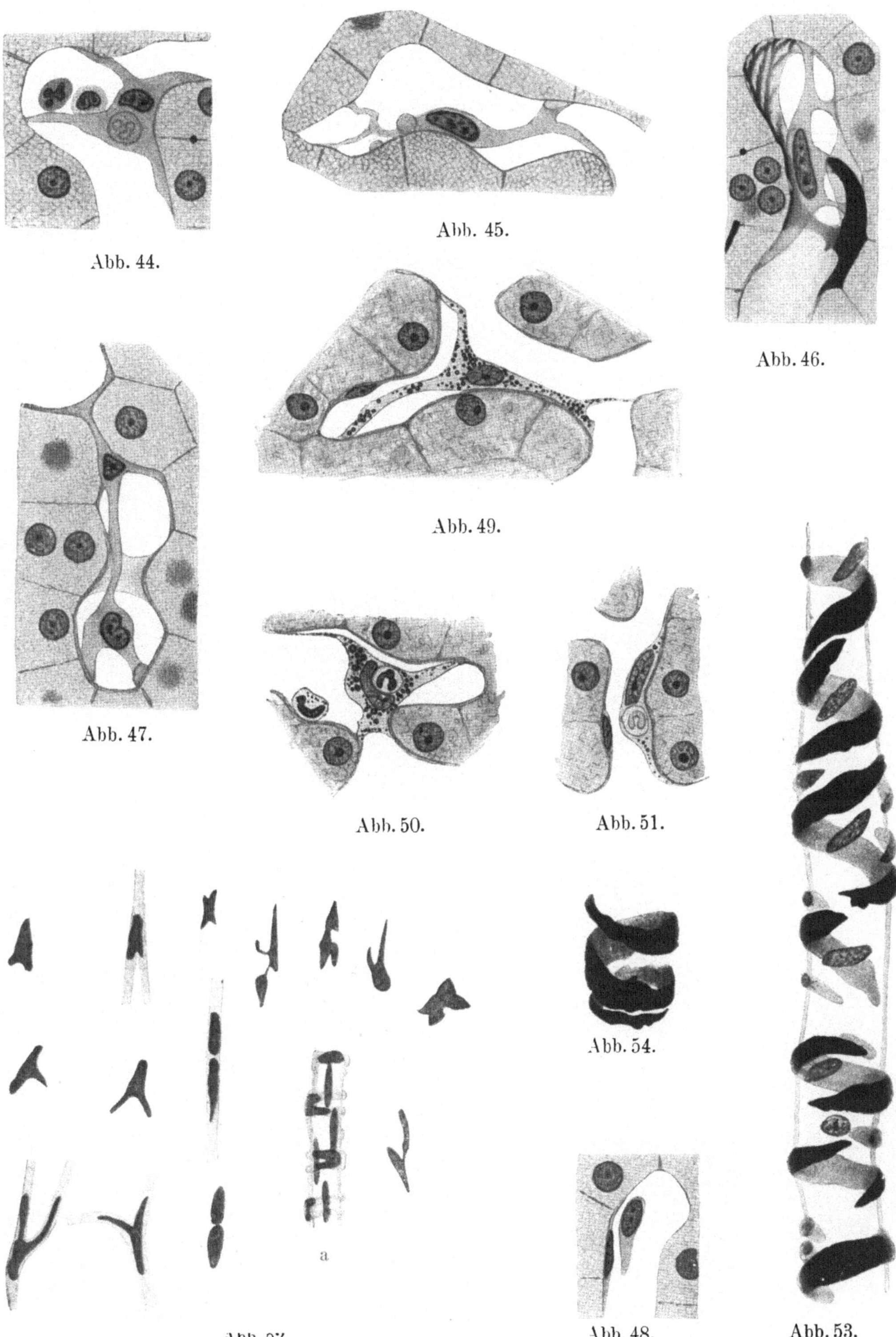

Abb. 44. Abb. 45. Abb. 46. Abb. 47. Abb. 49. Abb. 50. Abb. 51. Abb. 54. Abb. 52. Abb. 48. Abb. 53.

Verlag v. J. F. Bergmann in München und Julius Springer in Berlin.

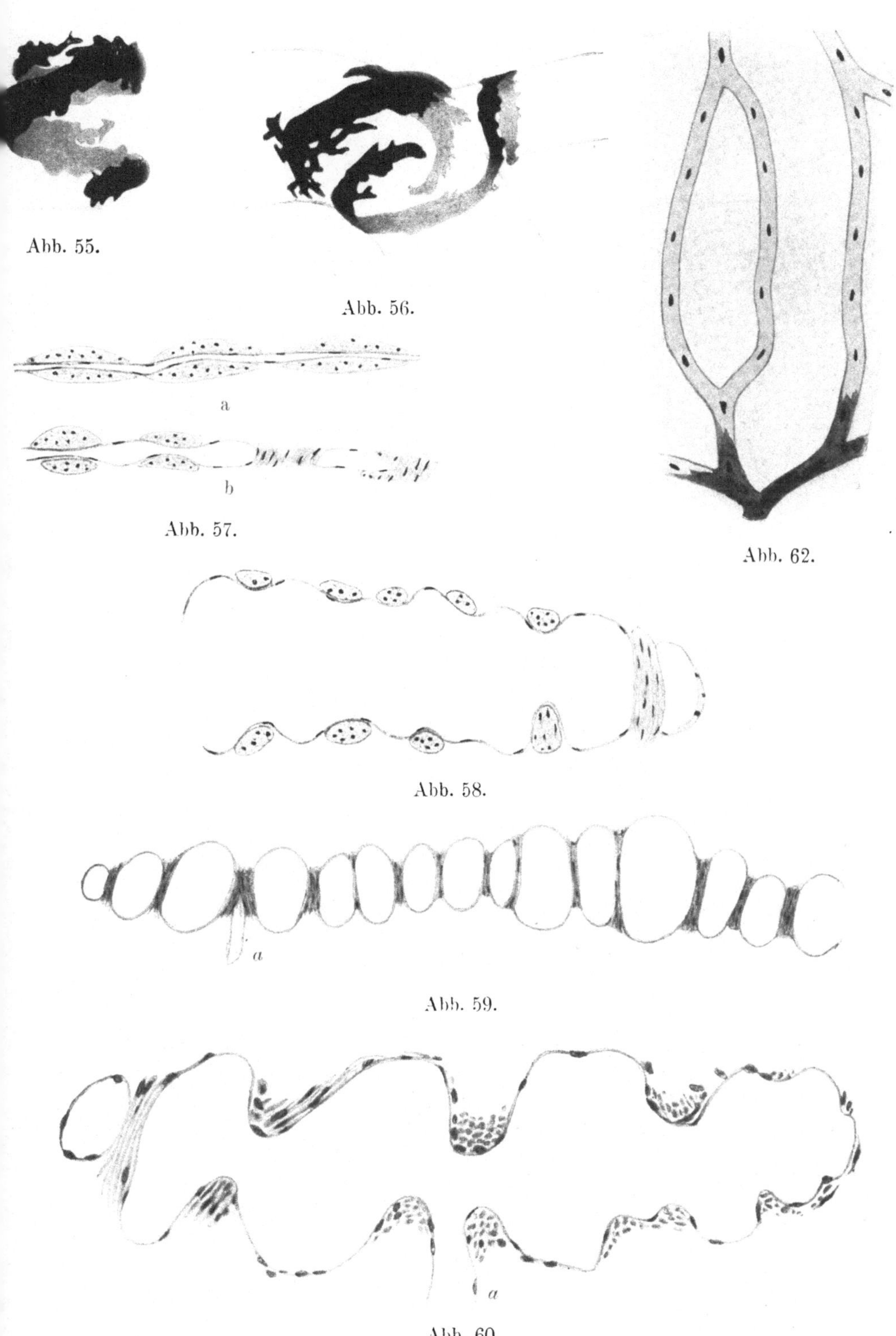

Abb. 55.

Abb. 56.

Abb. 57.

Abb. 62.

Abb. 58.

Abb. 59.

Abb. 60.

Verlag v. J. F. Bergmann in München
und Julius Springer in Berlin.

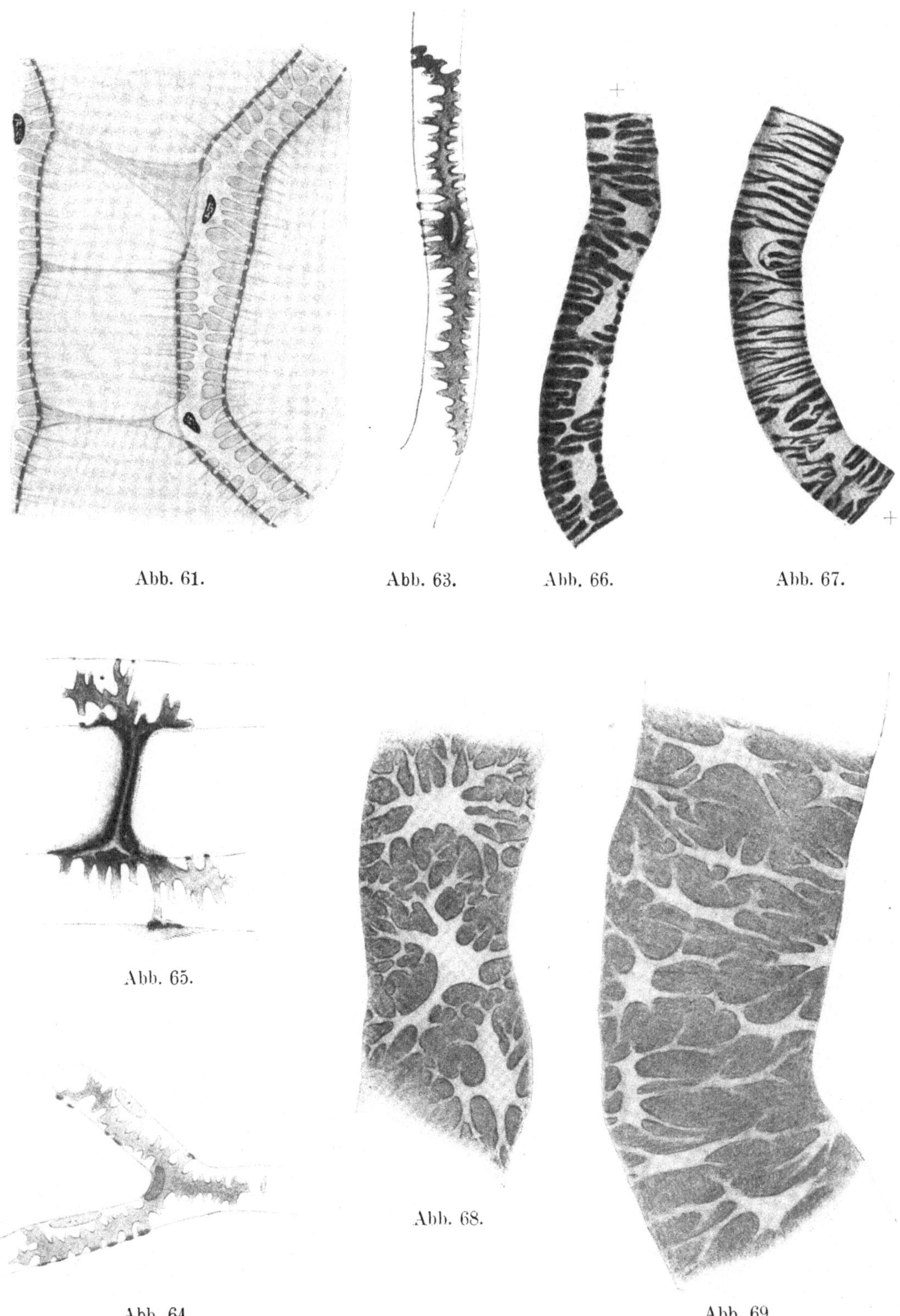

Abb. 61. Abb. 63. Abb. 66. Abb. 67.

Abb. 65.

Abb. 68.

Abb. 64. Abb. 69.

K. W. Zimmermann, Der feinere Bau der Blutcapillaren.

Verlag v. J. F. Bergmann in München
und Julius Springer in Berlin.

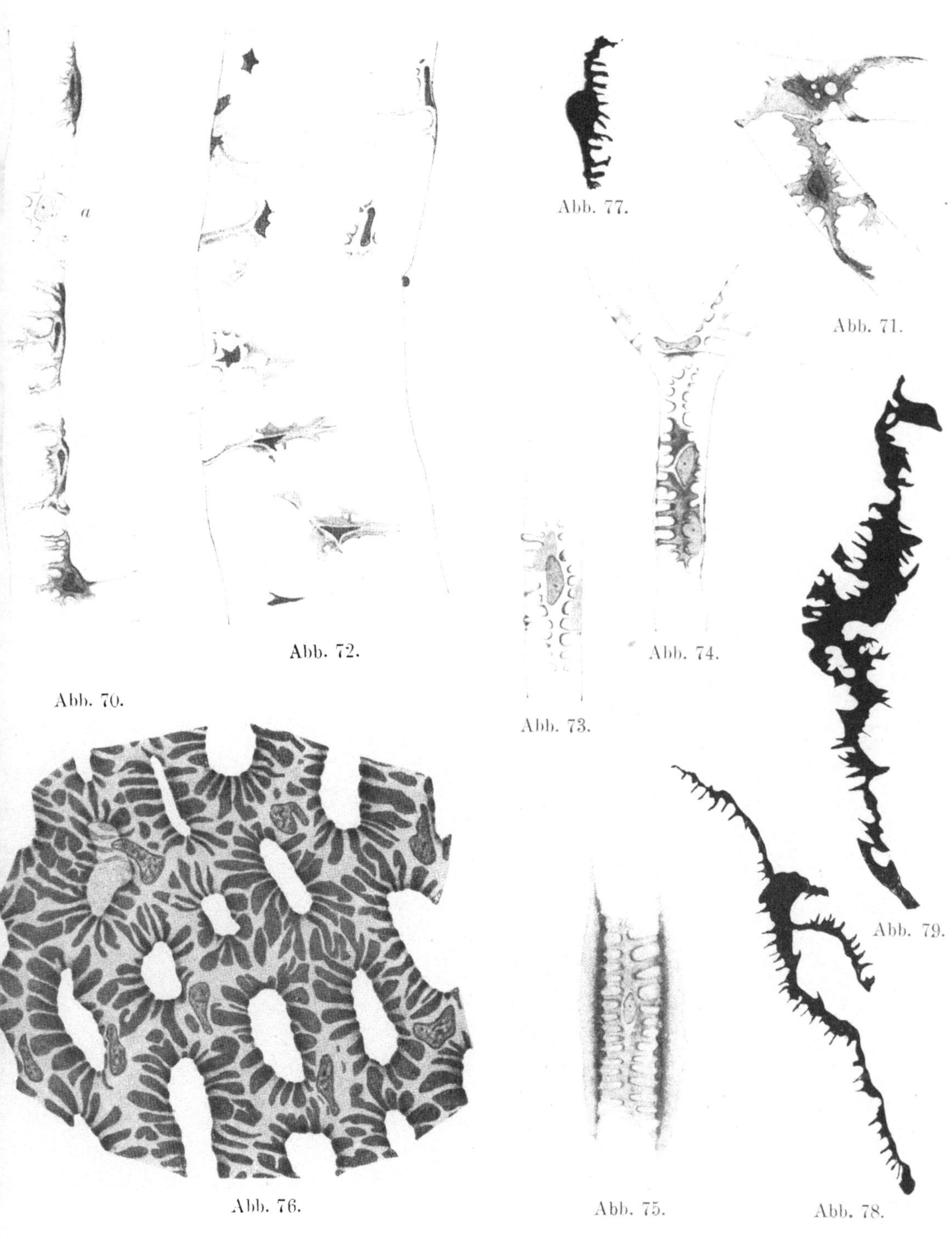

Abb. 77.

Abb. 71.

Abb. 72.

Abb. 74.

Abb. 70.

Abb. 73.

Abb. 79.

Abb. 76.

Abb. 75.

Abb. 78.

K. W. Zimmermann, Der feinere Bau der Blutcapillaren.

Verlag v. J. F. Bergmann in München
und Julius Springer in Berlin.

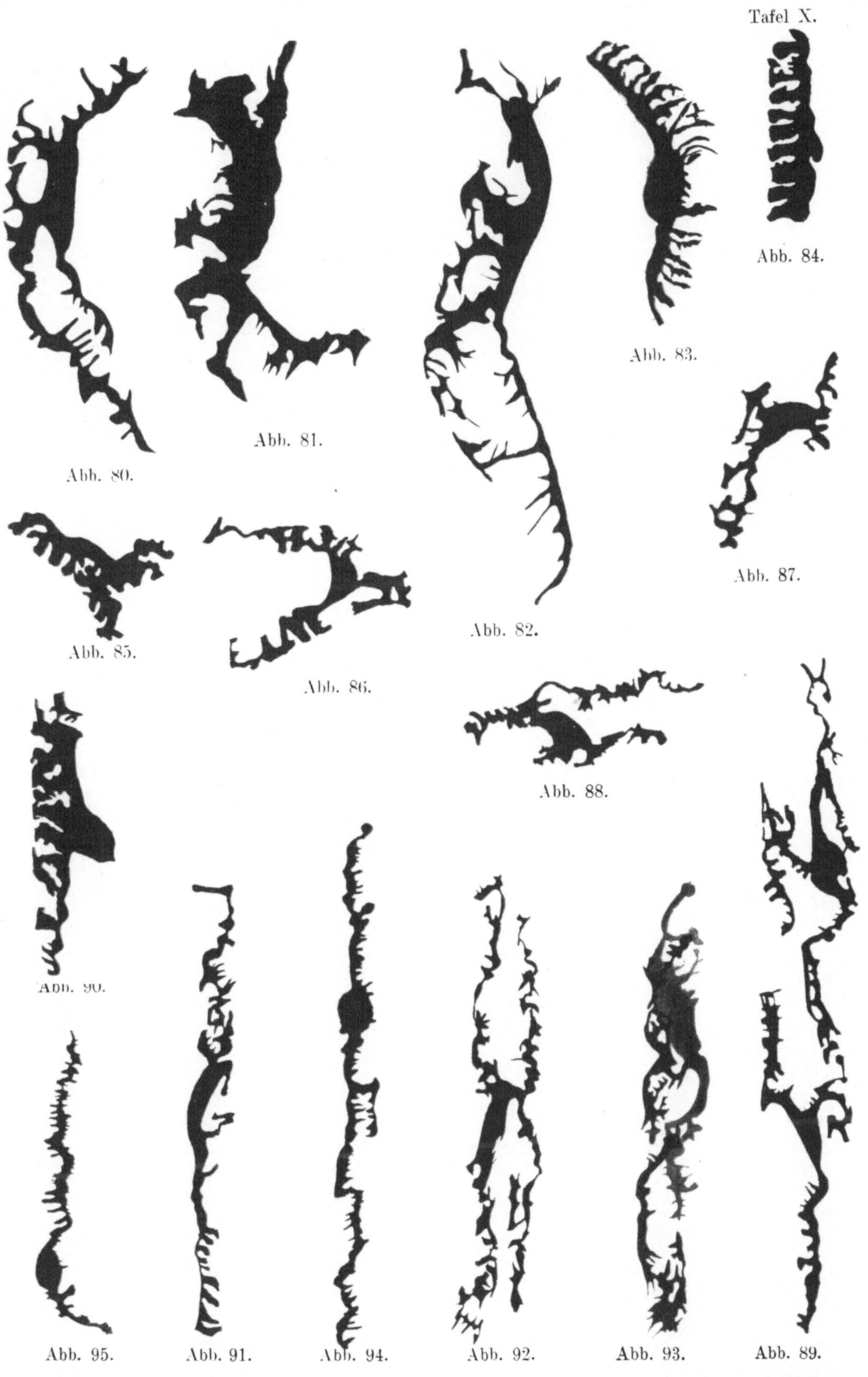

Abb. 80. Abb. 81. Abb. 82. Abb. 83. Abb. 84. Abb. 85. Abb. 86. Abb. 87. Abb. 88. Abb. 89. Abb. 90. Abb. 91. Abb. 92. Abb. 93. Abb. 94. Abb. 95.

Verlag v. J. F. Bergmann in München
und Julius Springer in Berlin.

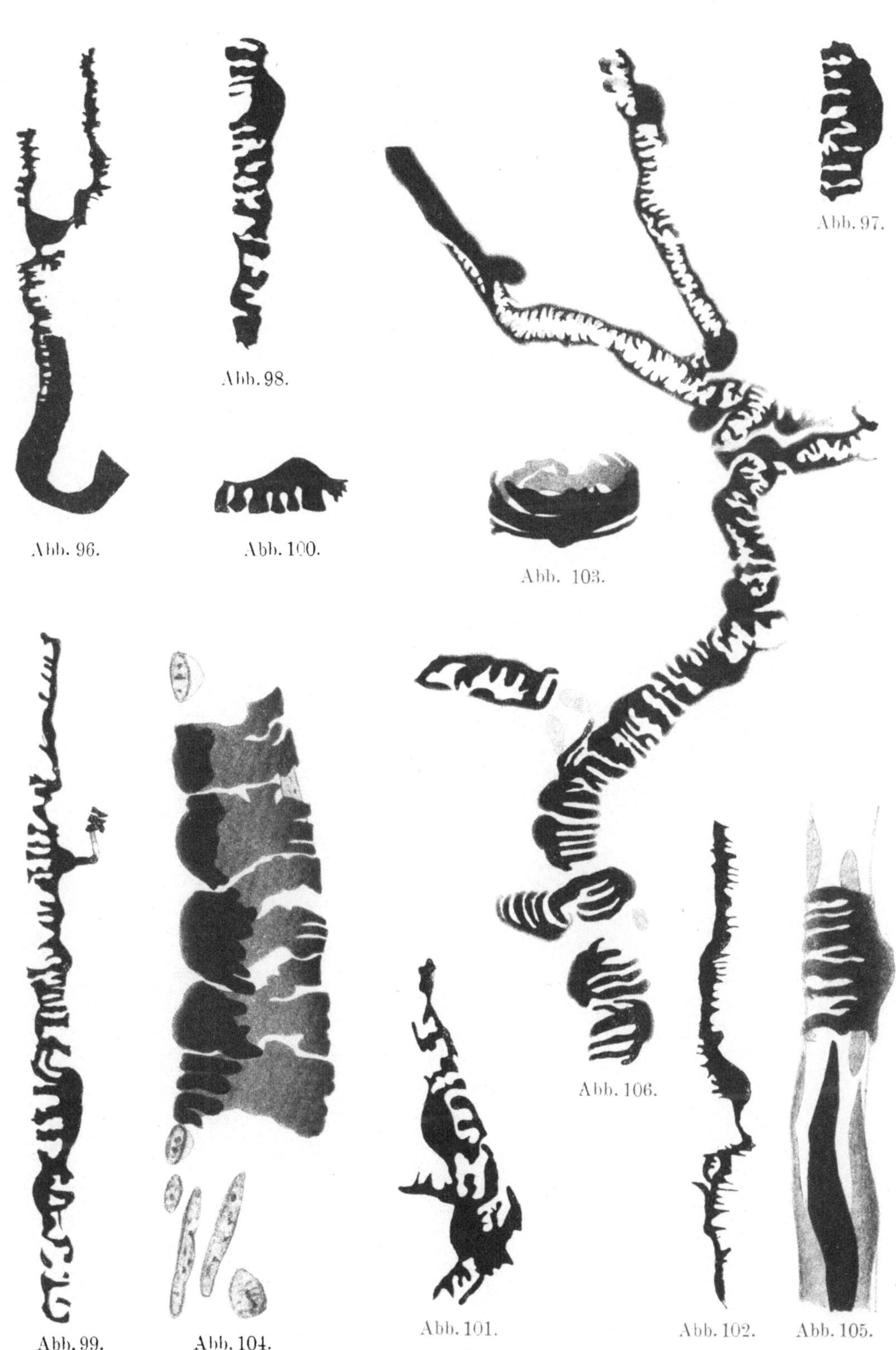

Abb. 96. Abb. 97. Abb. 98. Abb. 99. Abb. 100. Abb. 101. Abb. 102. Abb. 103. Abb. 104. Abb. 105. Abb. 106.

Verlag v. J. F. Bergmann in München
und Julius Springer in Berlin.

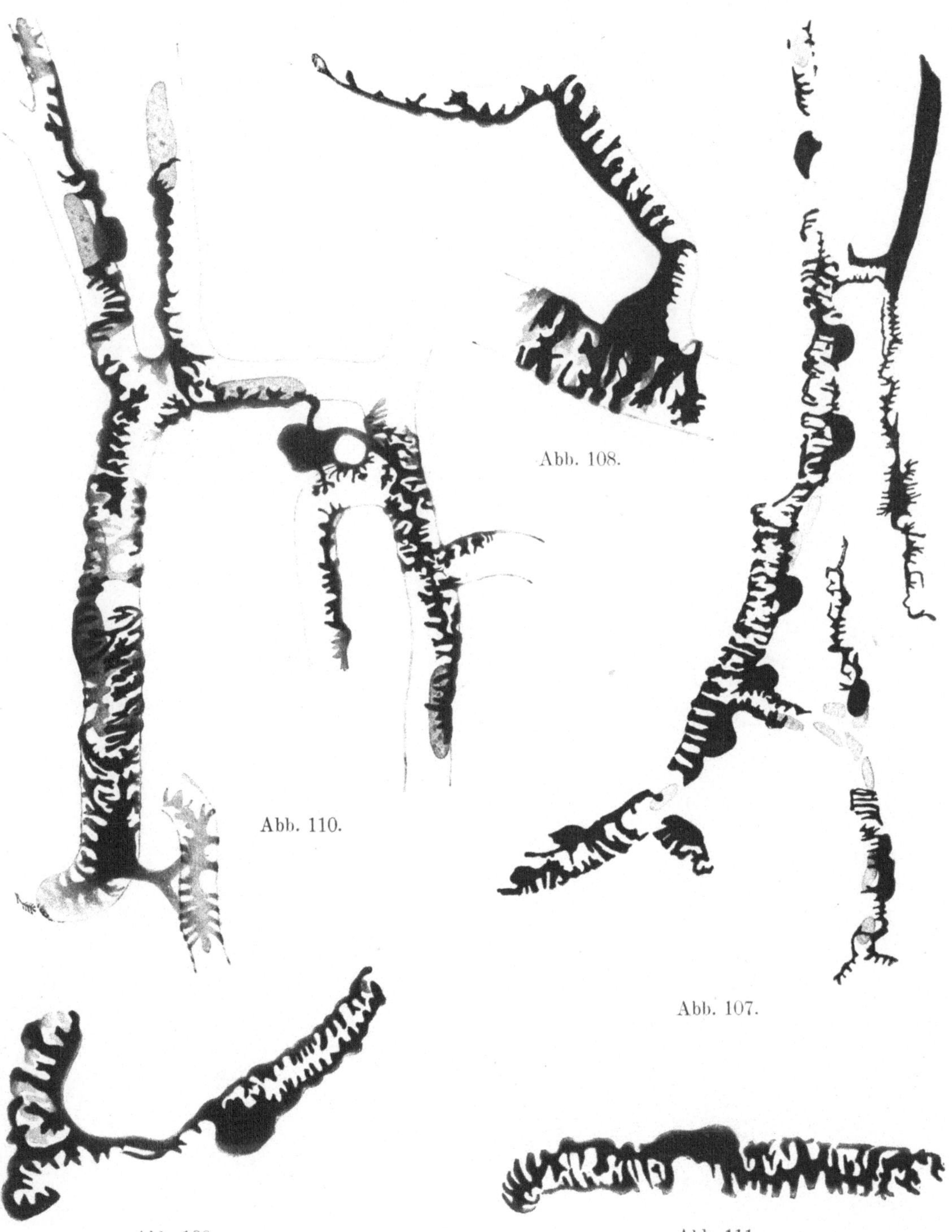

Abb. 108.

Abb. 110.

Abb. 107.

Abb. 109.

Abb. 111.

K. W. Zimmermann, Der feinere Bau der Blutcapillaren.

Verlag v. J. F. Bergmann in München
und Julius Springer in Berlin.

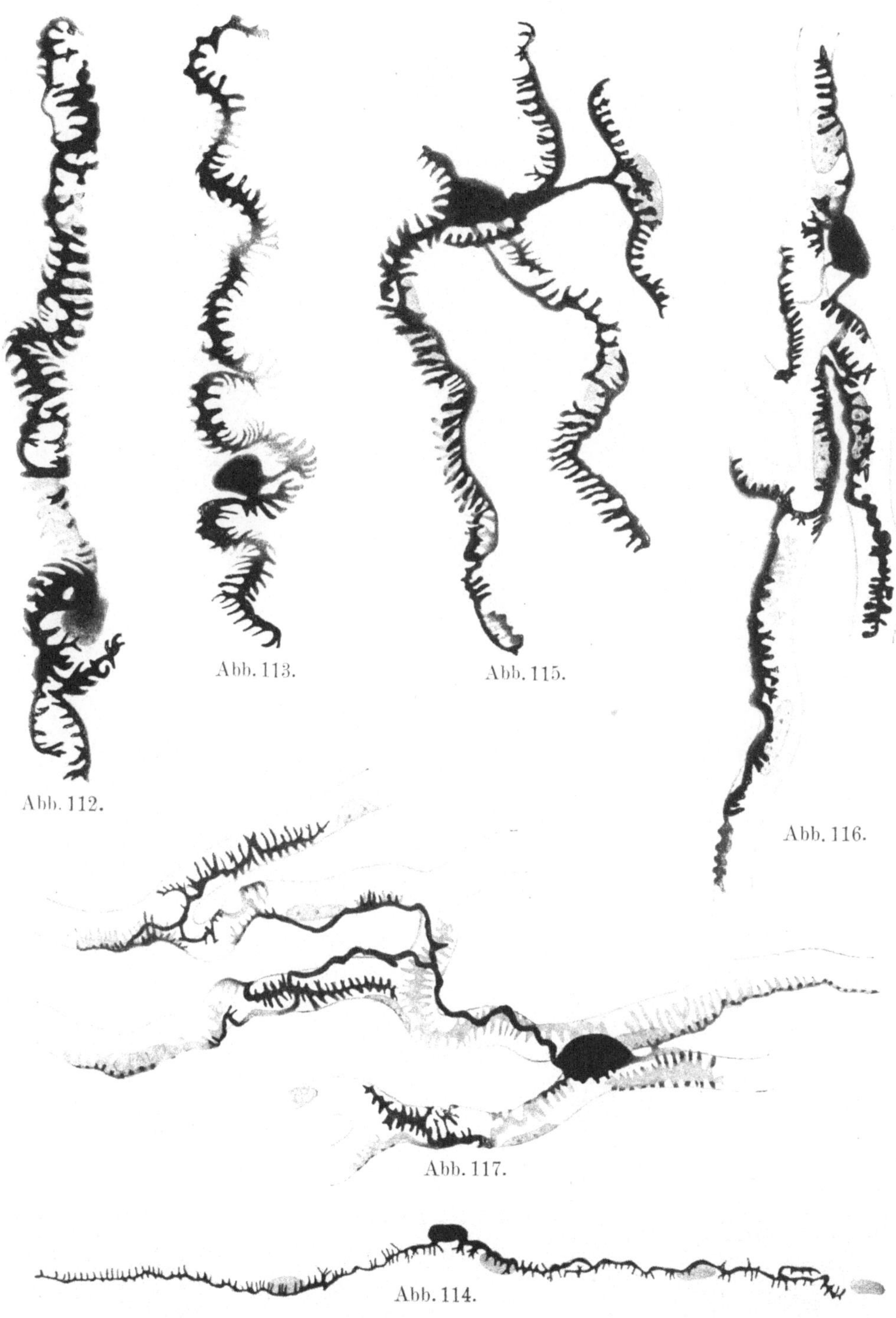

K. W. Zimmermann, Der feinere Bau der Blutcapillaren.

Verlag v. J. F. Bergmann in München
und Julius Springer in Berlin.

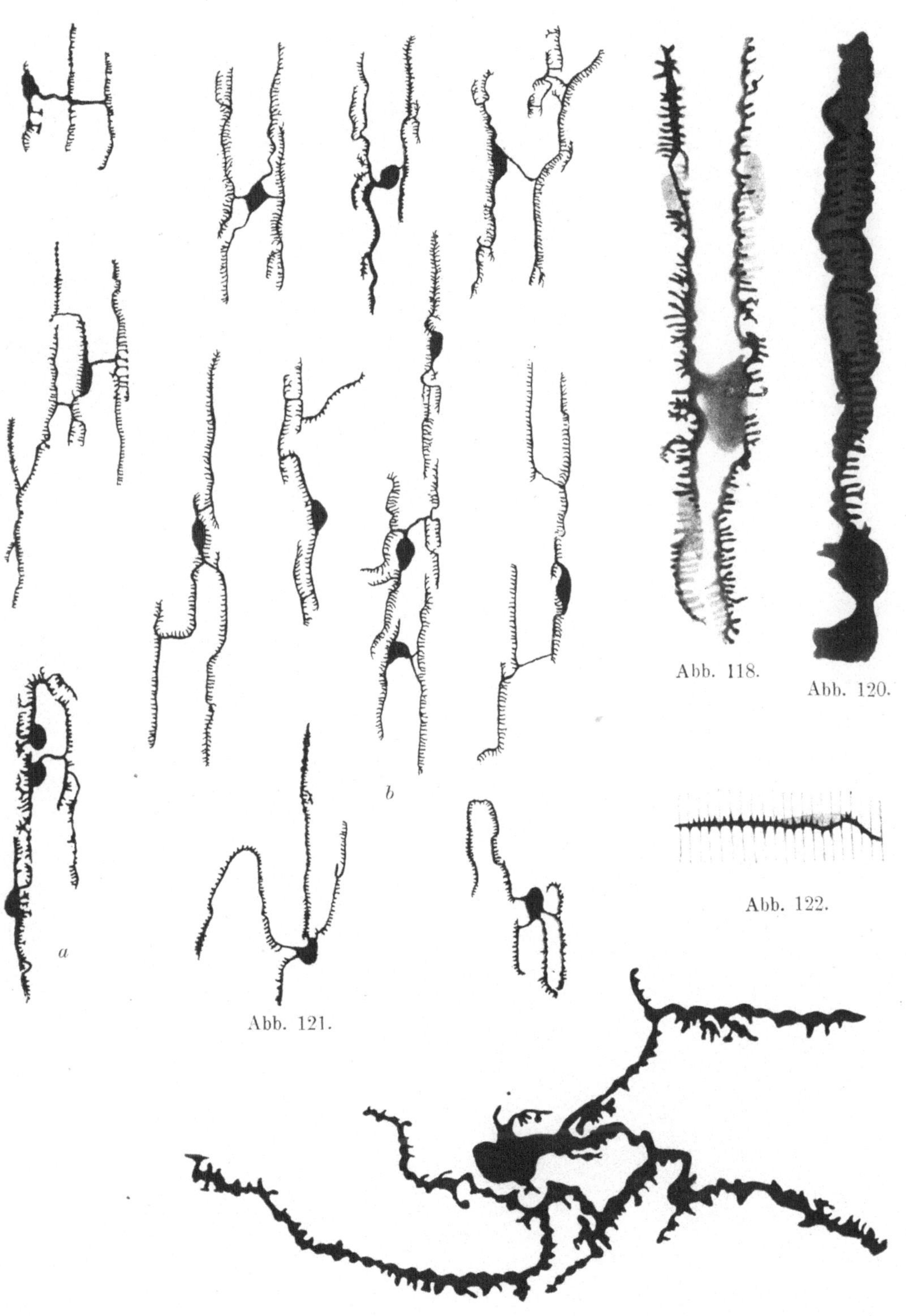

Abb. 118.

Abb. 120.

Abb. 122.

Abb. 121.

Abb. 119.

K. W. Zimmermann, Der feinere Bau der Blutcapillaren.

Verlag v. J. F. Bergmann in München
und Julius Springer in Berlin.

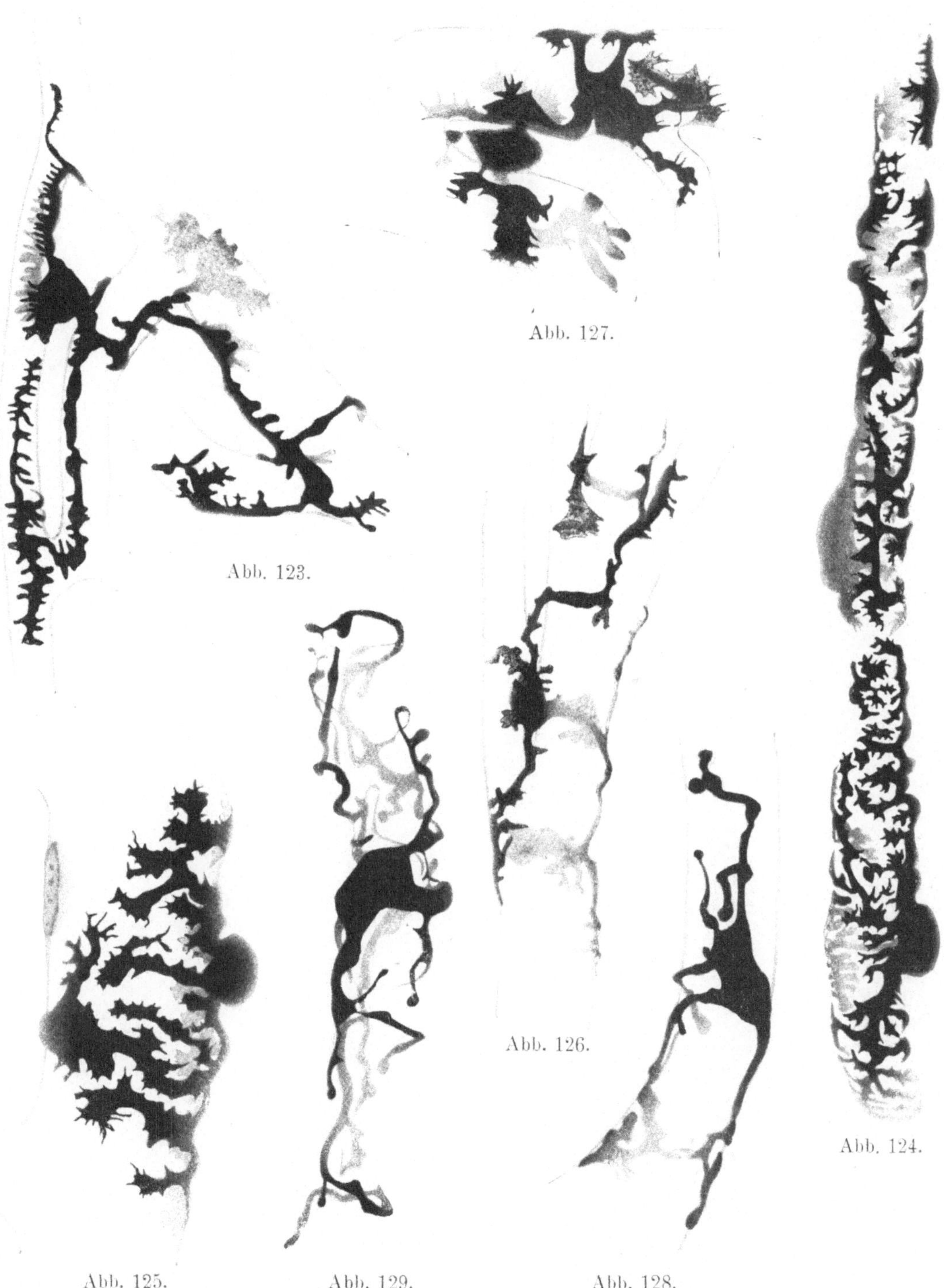

Abb. 127.

Abb. 123.

Abb. 126.

Abb. 124.

Abb. 125. Abb. 129. Abb. 128.

K. W. Zimmermann, Der feinere Bau der Blutcapillaren.

Verlag v. J. F. Bergmann in München
und Julius Springer in Berlin.

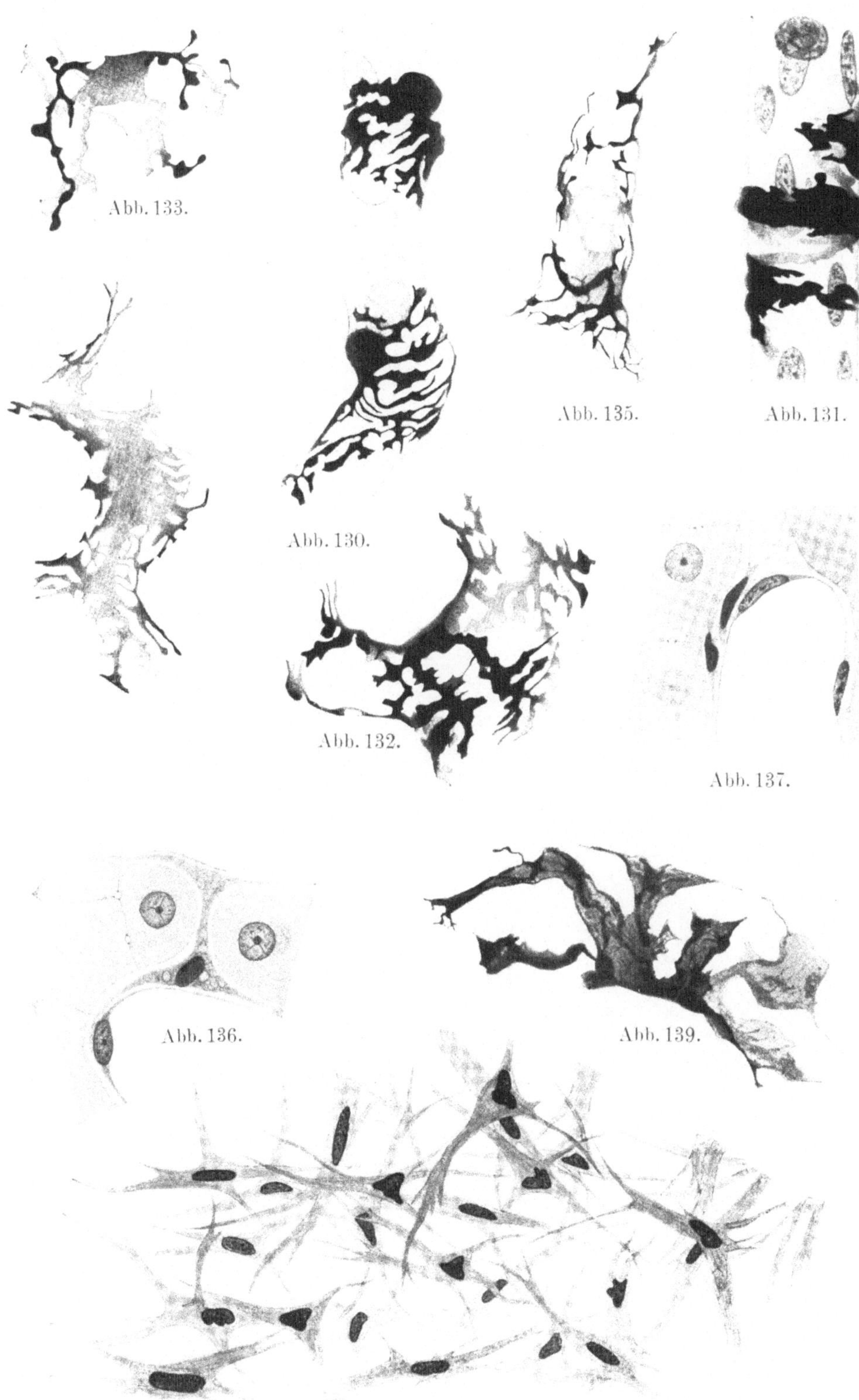
Abb. 133.
Abb. 135.
Abb. 131.
Abb. 130.
Abb. 132.
Abb. 137.
Abb. 136.
Abb. 139.
Abb. 138.

Verlag v. J. F. Bergmann in München
und Julius Springer in Berlin.

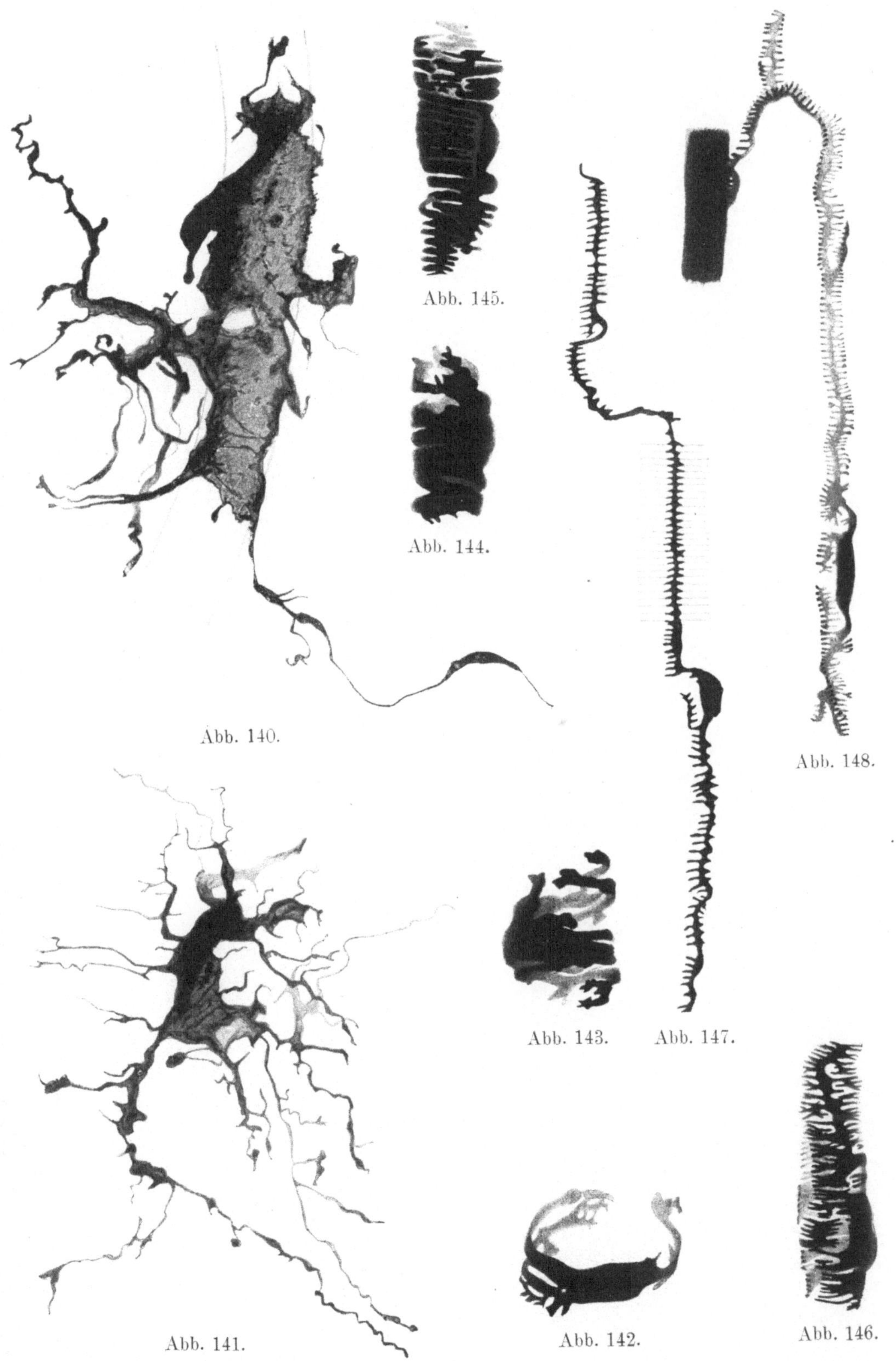

Abb. 140.

Abb. 141.

Abb. 142.

Abb. 143.

Abb. 144.

Abb. 145.

Abb. 146.

Abb. 147.

Abb. 148.

Verlag v. J. F. Bergmann in München
und Julius Springer in Berlin.

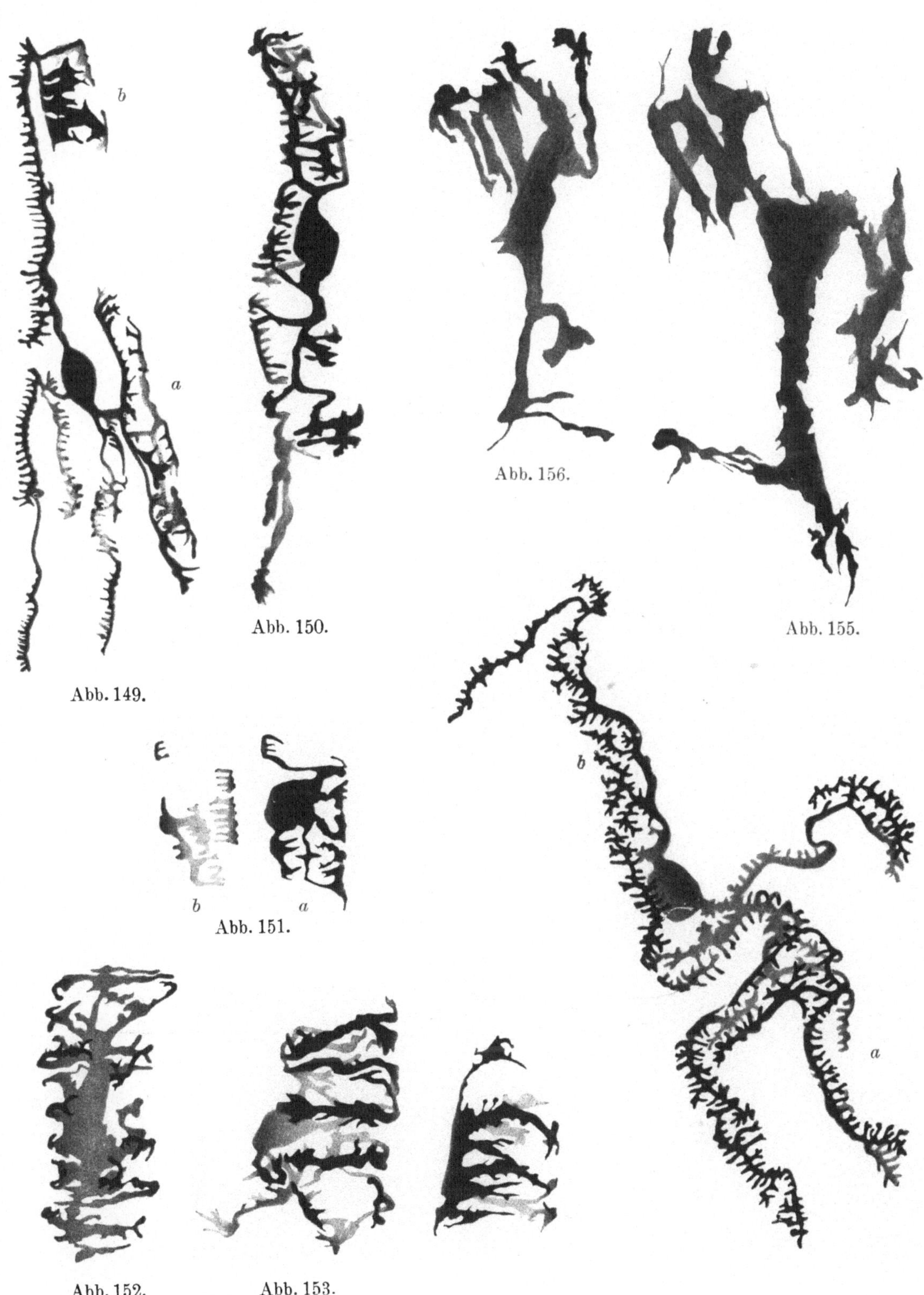

Abb. 149.

Abb. 150.

Abb. 151.

Abb. 152.

Abb. 153.

Abb. 154.

Abb. 155.

Abb. 156.

Verlag v. J. F. Bergmann in München
und Julius Springer in Berlin.

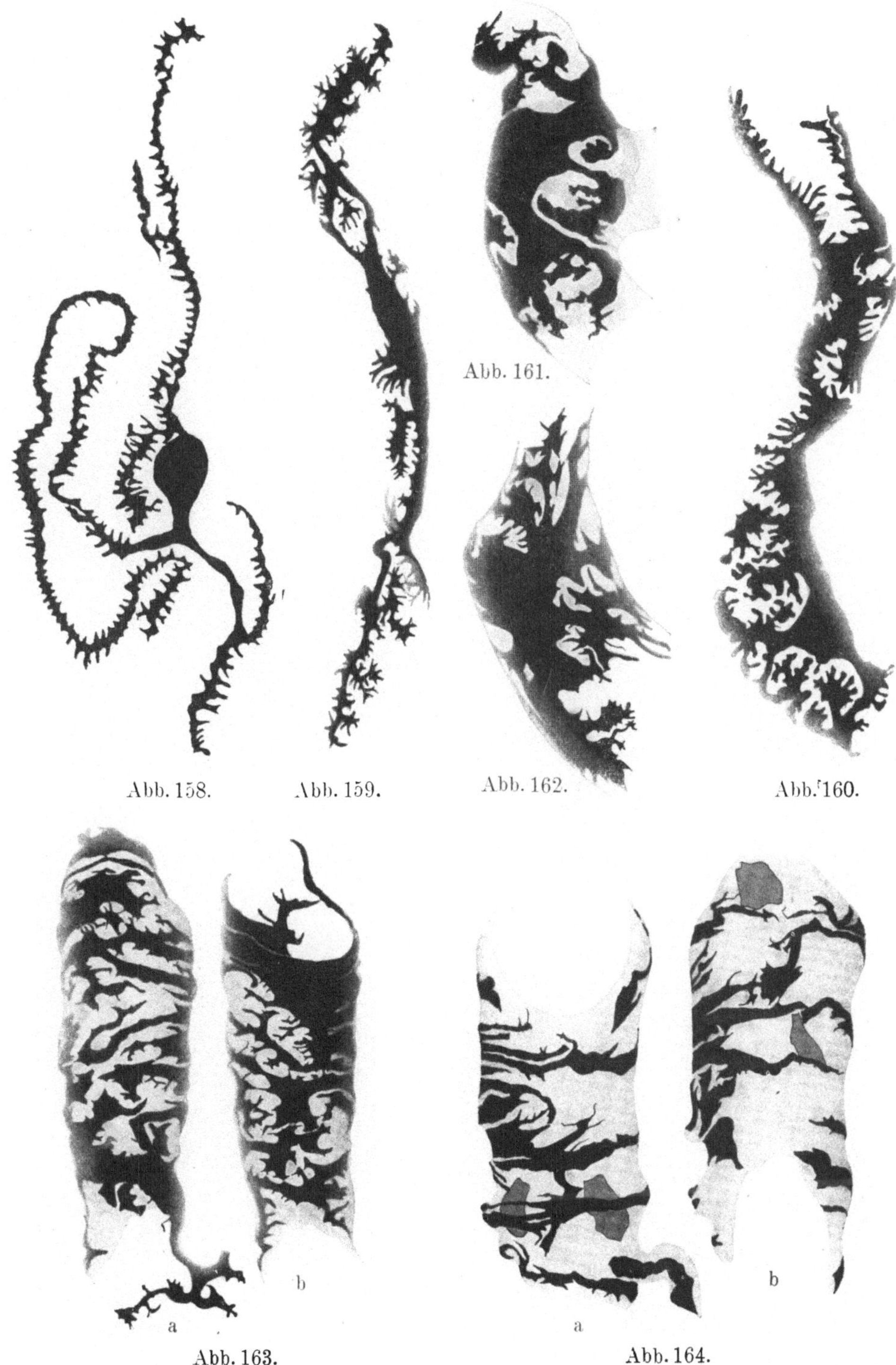

Abb. 158. Abb. 159. Abb. 161. Abb. 162. Abb. 160. Abb. 163. Abb. 164.

K. W. Zimmermann, Der feinere Bau der Blutcapillaren.

Verlag v. J. F. Bergmann in München
und Julius Springer in Berlin.

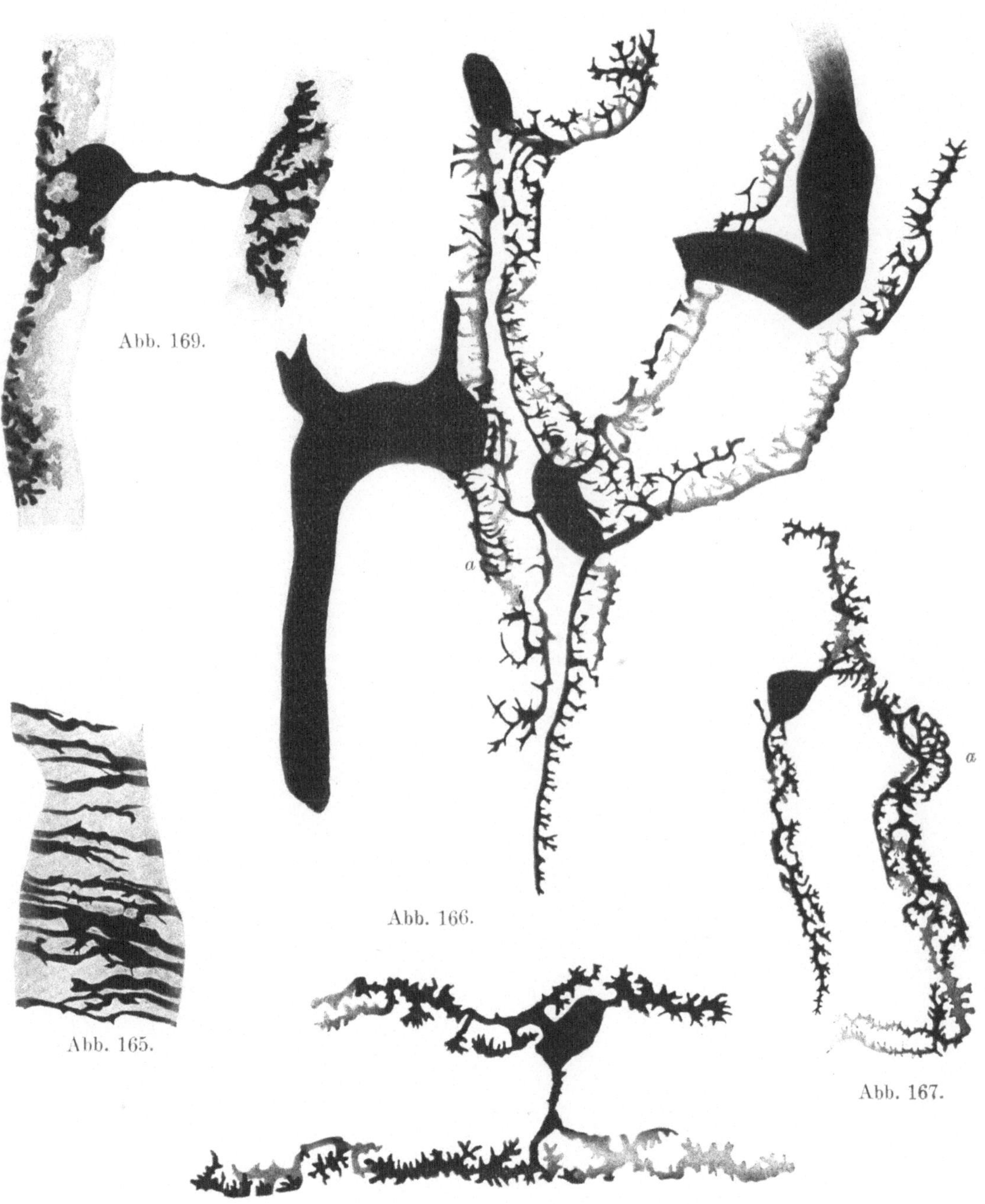

Abb. 169.

Abb. 166.

Abb. 165.

Abb. 167.

Abb. 168.

K. W. Zimmermann, Der feinere Bau der Blutcapillaren.

Verlag v. J. F. Bergmann in München
und Julius Springer in Berlin.

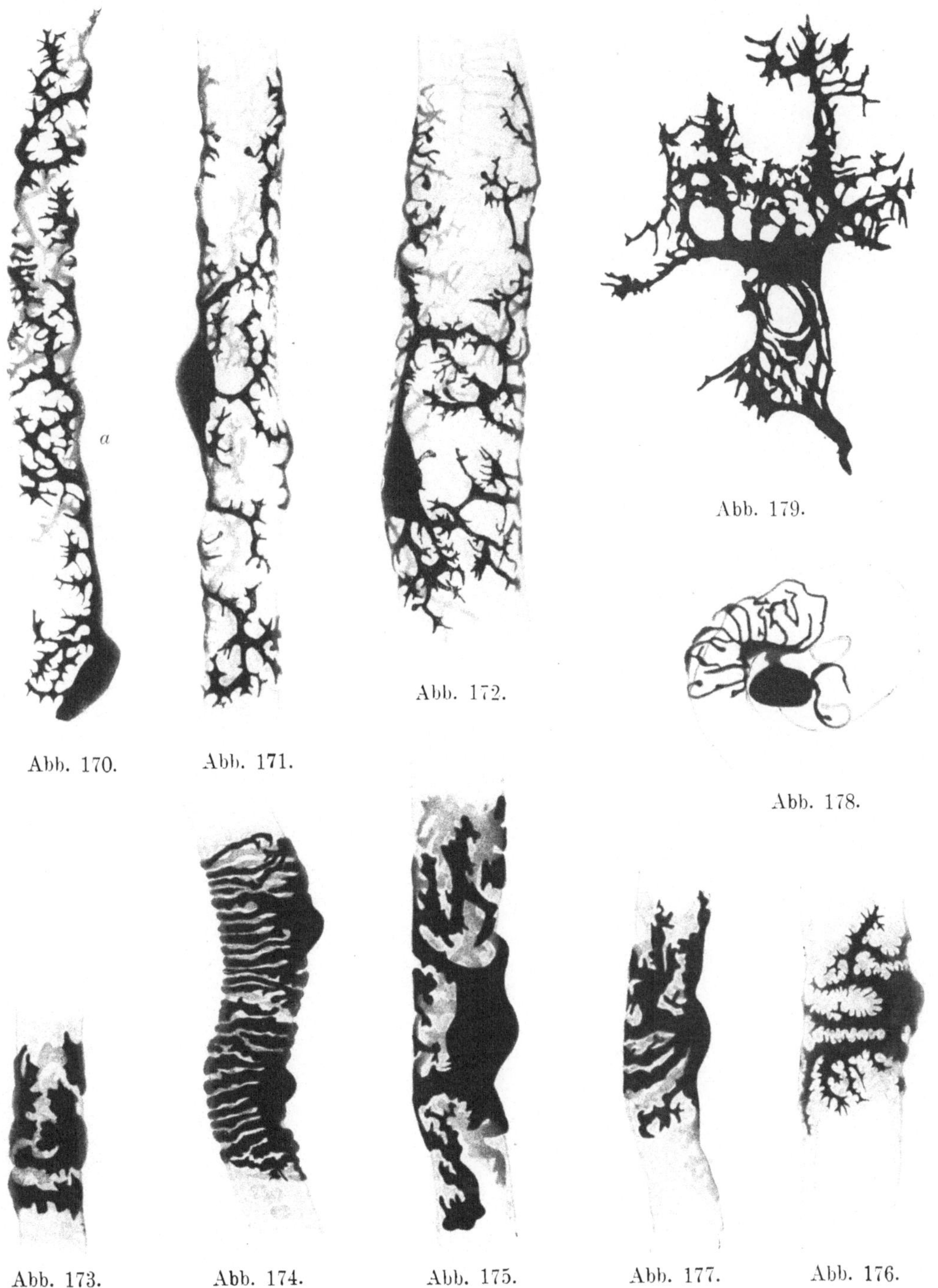

Abb. 170. Abb. 171. Abb. 172. Abb. 179. Abb. 178.

Abb. 173. Abb. 174. Abb. 175. Abb. 177. Abb. 176.

K. W. Zimmermann, Der feinere Bau der Blutcapillaren.

Verlag v. J. F. Bergmann in München und Julius Springer in Berlin.

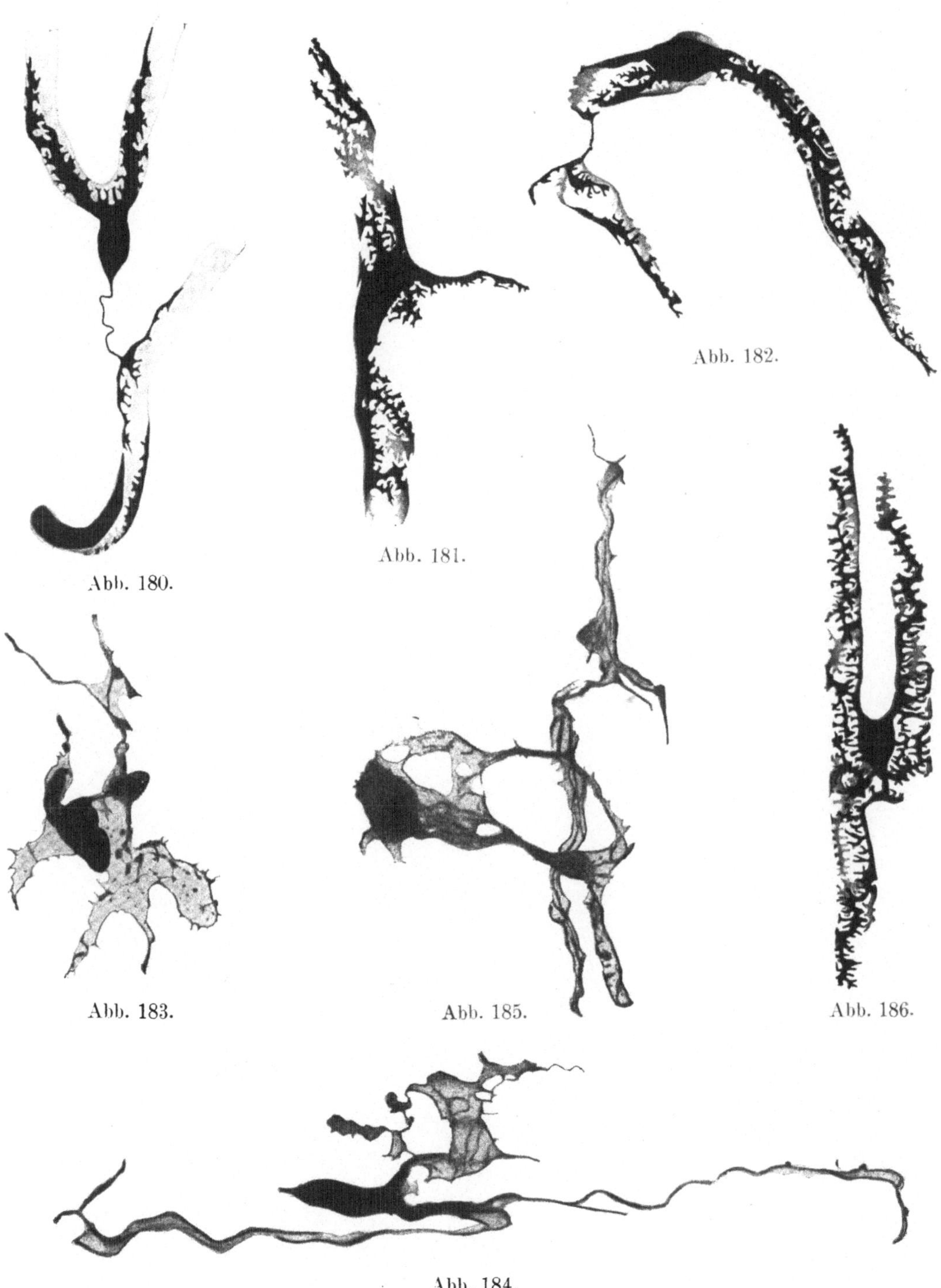

Abb. 180.

Abb. 181.

Abb. 182.

Abb. 183.

Abb. 185.

Abb. 186.

Abb. 184.

K. W. Zimmermann, Der feinere Bau der Blutcapillaren.

Verlag v. J. F. Bergmann in München
und Julius Springer in Berlin.

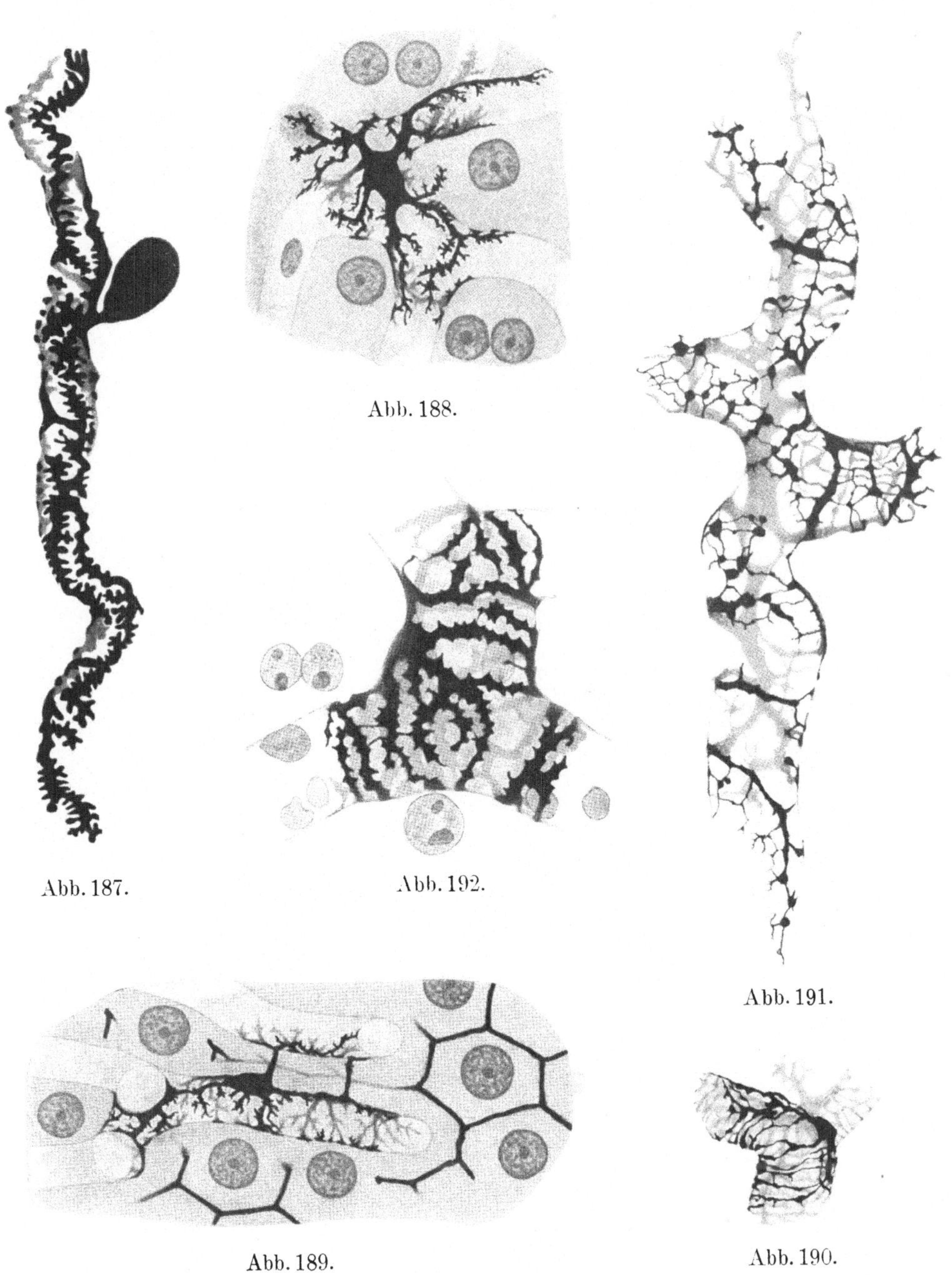

Abb. 187. Abb. 188. Abb. 189. Abb. 190. Abb. 191. Abb. 192.

K. W. Zimmermann, Der feinere Bau der Blutcapillaren.

Verlag v. J. F. Bergmann in München
und Julius Springer in Berlin.